DES

SUTURES HÉMOSTATIQUES PERDUES

LEUR EMPLOI DANS LA CHIRURGIE GÉNÉRALE

et en particulier dans la Chirurgie tyroïdienne

PAR

Le Dr LACOMBE

Ancien Externe des Hôpitaux de Lyon.

LYON

ALEXANDRE REY, IMPRIMEUR-ÉDITEUR DE L'UNIVERSITÉ

4, RUE GENTIL, 4

1898

DES

SUTURES HÉMOSTATIQUES PERDUES

LEUR EMPLOI DANS LA CHIRURGIE GÉNÉRALE

et en particulier dans la Chirurgie thyroïdienne

DES

SUTURES HÉMOSTATIQUES PERDUES

LEUR EMPLOI DANS LA CHIRURGIE GÉNÉRALE

et en particulier dans la Chirurgie tyroïdienne

PAR

Le Dr LACOMBE

Ancien Externe des Hôpitaux de Lyon.

LYON

ALEXANDRE REY, IMPRIMEUR-ÉDITEUR DE L'UNIVERSITÉ

4, RUE GENTIL, 4

1898

Arrivé aux termes de nos études, il nous reste une dette de reconnaissance à acquitter envers nos maîtres pour les soins dont ils ont entouré notre éducation médicale.

A M. le professeur Poncet nous voulons témoigner de notre gratitude pour la bienveillance avec laquelle il a mis à notre disposition pendant la rédaction de ce travail, et les richesses documentaires amassées à sa clinique, et les judicieux conseils de sa grande autorité chirurgicale. Nous lui sommes aussi reconnaissant des nombreux préceptes que nous avons pu recueillir pendant les deux semestres où nous avons suivi son enseignement ; enfin nous le remercions encore de ce qu'il a bien voulu accepter de présider à la soutenance de cette thèse.

Nous devons aussi des remerciements à M. le Dr Salès, ex-chef de clinique médicale, pour la façon dont il a bien voulu accueillir nos premières observations.

En rappelant les notions plus spéciales que les précieux conseils de MM. Garel et Colrat, médecins des hôpitaux, nous ont permis d'acquérir, nous tenons à

rendre à leur bienveillante indulgence un très respec-
tueux hommage.

Ce n'est pas sans un souvenir ému que nous rappe-
lons ici notre passage à la Maternité où l'affabilité de
M. Levrat pour ses élèves est encore proverbiale, quoique la mort ait terrassé le maître depuis déjà de longues
années.

Nous savons un gré infini à M. le Dr Poullet, ancien
professeur agrégé, pour les encouragements qu'il a
bien voulu nous donner au cours de nos études autant
que pour sa prompte intervention dans une circon-
stance aussi malheureuse que menaçante. MM. le professeur Gailleton et le Dr Brun ont aussi contribué à
notre instruction clinique : ils ont droit à nos remerciements.

Merci enfin à tous nos braves amis qui nous ont aidé
dans le labeur de nos années d'études; MM. les chefs
de clinique L. Martel et F. Barjon ont droit à une
mention toute spéciale pour le dévoûment dont ils ont
fait preuve pendant leurs conférences. Parmi eux,
nous devons citer aussi M. le Dr Sargnon, interne des
hôpitaux, dont les connaissances bibliographiques nous
ont été d'un important secours dans l'édification de ce
travail.

DES

SUTURES HÉMOSTATIQUES PERDUES

LEUR EMPLOI DANS LA CHIRURGIE GÉNÉRALE

ET EN PARTICULIER

dans la Chirurgie thyroïdienne : Opération pour Goitre.

INTRODUCTION

DIVISION

Des Sutures Hémostatiques perdues. — Sutures avec affrontement
des surfaces cruentées.

Le point de départ de notre thèse a été la mise en pratique dans maintes circonstances, par M. Poncet, d'un
mode particulier d'hémostase.

C'est ainsi que dans les ablations intraglandulaires de
goitre, lorsque la tumeur extirpée laisse en son lieu et
place une cavité saignant par toute sa surface et sans qu'il
soit possible de lier tel ou tel vaisseau, puisqu'on a affaire
le plus souvent à une hémorragie en nappe, il adossait
méthodiquement par une suture perdue à points passés
ou en surjet les tissus cruentés pour en assurer l'hémostase.

Ce procédé de suture nous a paru rendre de très grands
services; il s'applique à toutes les plaies dont l'hémostase

est difficile à réaliser par les procédés habituels; il vise particulièrement les hémorragies viscérales, les plaies saignant en surface, etc., et mérite à ces divers titres de prendre rang dans la pratique courante.

C'est ainsi que M. Poncet l'emploie non seulement dans les hémorragies thyroïdiennes, mais aussi dans toutes les plaies qui fournissent un suintement sanguin abondant et dont une compression momentanée ne peut triompher.

Nous l'avons vu recourir à ce procédé comme complément de la ligature des pédicules après ovariotomie, hystérectomie, etc., comme moyen de choix pour arrêter l'hémorragie après la déchirure d'adhérences réunissant les anses intestinales entre elles, etc.

Dans le premier chapitre, nous étudierons l'historique de l'hémostase au cours des opérations ; nous jetterons aussi un coup d'œil rapide sur les sutures, nous appliquant surtout aux sutures perdues.

Nous passerons en revue, au chapitre second, ce qui a été dit des sutures hémostatiques perdues; puis nous traiterons de la suture hémostatique en elle-même, des instruments pour la pratiquer, de ses divers types et de ses lois.

Avec le chapitre troisième nous dirons les indications et les contre-indications des sutures hémostatiques, parlant d'abord de leur emploi dans la chirurgie générale, puis de leur usage dans la chirurgie thyroïdienne.

CHAPITRE PREMIER

HISTORIQUE

Des moyens employés au cours des opérations pour obtenir
l'hémostase préventive, provisoire, définitive.

Historique de l'emploi de la suture, qu'on peut utiliser pour
l'hémostase, dans la réunion des plaies. — Des sutures perdues.

De tout temps les opérateurs se sont préoccupés d'épar-
gner le sang de leurs patients ; aussi nombreux et divers
apparaissent les procédés d'hémostase, si l'on parcourt
l'histoire des manœuvres chirurgicales.

Souvent même, au cours de son exposé, il arrive de voir
réapparaître un procédé tombé en désuétude et quelque
peu oublié, par le fait d'un perfectionnement qu'on a su
lui appliquer ou encore sous l'influence d'idées théoriques
dont les conséquences ont rendu pratique et innocente une
méthode délaissée auparavant, comme trop infidèle ou
souvent dangereuse.

C'est d'ailleurs grâce à un fait de ce genre que nous
pouvons faire des sutures hémostatiques perdues un sujet
d'actualité.

A l'origine de tous les peuples on trouve comme premiers moyens chirurgicaux l'emploi du feu sous toutes
ses formes, celui des topiques végétaux plus ou moins
caustiques ; chez les peuples d'Extrême-Orient : Chinois,

Japonais, Indiens, l'acupuncture est en usage. Avec les chirurgiens des premiers âges les amputations se font au niveau des parties mortifiées, de peur du sang qu'on ne sait encore combattre que par la cautérisation.

Après ces moyens primitifs, nous trouvons déjà les sutures qu'Hippocrate et ses successeurs auraient employées dans un but hémostatique.

Ammonius d'Alexandrie arrêtait les hémorragies au moyen d'un caustique, qui produisait une escarre au niveau des vaisseaux.

C'est à Galien que remonterait l'emploi de la torsion des artères pour arrêter le sang, méthode que Thierry et Amusat devaient étudier et perfectionner seize siècles plus tard (1829).

Le médecin de Pergame comprend dans son énumé-ration des moyens d'hémostase : les réfrigérants, les astringents, les styptiques, les caustiques, la cautérisation, la compression, la ligature et la section des artères en travers.

L'Arabe Abulcassis aurait conseillé après les amputations, la compression au-dessus, les poudres hémostatiques et peut-être la ligature.

On doit à Ambroise Paré (1564) le premier rudiment d'hémostase préventive : lien circulaire arrêtant le sang dans l'artère principale du membre à amputer; c'est encore à son génie que la chirurgie française doit le principal moyen d'hémostase définitive : ligature des deux bouts artériels coupés au niveau du moignon. Enfin la physio-logie pathologique de l'hémostase a été commencée par J.-L. Petit (1674-1760).

L'hémostase préventive n'ayant ici qu'un intérêt purement historique ne nous arrêtera pas longtemps. Nous nous contenterons de citer les divers moyens de compression naturelle, digitale, instrumentale.

Les positions diverses des membres sont tour à tour employées ; Malgaigne commence, en 1849, à préconiser la flexion à angle droit du bras. En 1867, Merlateau conseille les mouvements forcés ; en 1876, Houzé de l'Aulnois, l'élévation verticale du membre ; enfin Gosselin, en 1878, et Després, l'année suivante, perfectionnaient cette méthode.

La compression digitale au lieu d'élection peut rendre aussi des services ; c'est à la partie moyenne du pli de l'aine que l'on a le plus d'action sur la fémorale à la face interne du biceps pour l'humérale, enfin c'est contre le tubercule de Chassagnac qu'on pourrait comprimer la carotide le plus facilement ; en général, on cherche un plan résistant pour y comprimer les artères.

Les instruments pour réaliser l'hémostase préventive sont nombreux ; Morel, en 1674, a le premier appliqué le garrot ; puis vient le tourniquet de J.-L. Petit en 1716 ; ensuite la pelote de Larrey, la cravate de Mayor, puis le compresseur de Volkers ; celui de Davy qui, par le rectum, facilite l'amputation de la cuisse ; les dispositifs en mât de fortune de Garin, Bonnet, Desgranges ; enfin l'instrumentation de Marcellin Duval, Broca Nélaton ; sans parler de la spongiopressure de Richet ; il faut citer encore la méthode de Keen pour la sous-clavière et celle de Moore pour l'axillaire.

On ne peut pas parler d'hémostase préventive sans signaler la médication interne, dans laquelle il faut placer : les agents symptomatiques : diète, purgatifs salins, alcalins,

iodure de potassium, digitale, quinine; les vaso-constric-
teurs : extrait de capsules surrénales, ergotine, pyocta-
nine; les coagulants : perchlorure de fer, sels de calcium,
gélose, gélatine. On doit faire remarquer que cette dernière catégorie d'hémostatiques peut aussi s'employer
pour l'hémostase définitive.

Il faut citer encore parmi les moyens préventifs : la
ligature préalable qu'employaient Ledran et Garengeot.
A la fin du xviie siècle, Bruninghausen conseillait déjà
d'envelopper le membre avec une bande de flanelle dans
le but de diminuer la perte du sang veineux. Au début
du xviiie siècle on commença à faire la ligature immédiate et permanente hors du foyer opératoire comme on
fait aujourd'hui la ligature de la linguale dans l'amputation
de la langue.

On peut signaler encore ce lien non serré placé autour
du membre pour réaliser l'hémostase en cas de besoin : la
ligature d'attente.

Mais de tous ces moyens d'hémostase préventive, c'était
la découverte d'Ambroise Paré qui devait bénéficier du
plus heureux perfectionnement, grâce aux travaux de
Guyon, puis de Clover, 1852; de Chassagnac, 1856; de
Sylvestri, 1862; de Richard, 1863; et arriver à son apo-
gée en 1872 avec la bande et le tube d'Esmarch.

Nous devons encore citer le nom de Verneuil à propos
de l'hémostase préventive qui proposa dans la thèse de
Pilet (1873), son élève, de réaliser l'hémostase en liant les
artères au fur et à mesure.

L'hémostase provisoire nous intéresse déjà davantage,
car il est des circonstances où certains de ses procédés
peuvent devenir définitifs et, comme tels, mériter d'être mis

en parallèle avec les sutures hémostatiques. Il faut citer pour mémoire le tamponnement momentané ou plus prolongé au fond de la plaie avec des substances antiseptiques et astringentes ; les solutions stérilisées très chaudes ou glacées, voire même tièdes en irrigations ; les courants électriques pour réveiller les vaso-moteurs ; mais nous avons hâte d'en arriver au grand mode d'hémostase provisoire qui, à lui seul, la domine tout entière : la forcipressure. Cette méthode rend de très grands services, parfois même dans des cas redoutables elle est si nécessaire que le chirurgien doit l'employer à titre définitif.

L'histoire de la découverte de la forcipressure, comme celle des services rendus par cette méthode, sont intéressantes.

L'idée toute première remonterait à de Græfe, 1831. Marcellin Duval, en 1848, parlait déjà des pinces à pression continue. La forcipressure se trouvait en principe dans les serre-fines de Vidal qui sont de 1849. En 1851, Boscary et Rimbaud s'occupaient de la question. Les serre-plates de Delioux, en 1854, et les serre-fortes de Sedillot en 1869 nous donnaient déjà la forcipressure à l'état rudimentaire.

Dès 1859, Charrière, le célèbre instrumentiste, proposait des pinces destinées uniquement jusqu'alors à saisir des insectes, comme utiles à comprimer les artères donnant du sang. Verneuil, en 1875, poursuivait cette idée et, deux ans plus tard, Kœberlé et Péan publiaient chacun un mémoire où ils vantaient les bienheureux résultats donnés par cette instrumentation.

La grandeur du service rendu à la chirurgie par la découverte de la forcipressure ne peut se mesurer qu'à l'aigreur de la polémique qui éclata, quand la question de priorité fut posée entre ces trois chirurgiens.

Ceci n'empêcha pas Terrier et Spencer Wells de perfectionner la méthode et d'étendre son domaine, si bien qu'à l'heure actuelle il n'est pas d'opération au cours de laquelle le chirurgien n'ait besoin de ce mode d'hémostase provisoire.

Avant d'aborder l'énumération des nombreux procédés d'hémostase définitive où l'on va retrouver presque toutes les manœuvres déjà signalées à propos des moyens préventifs et provisoires, nous devons faire remarquer que, pour établir ces classifications, forcément toujours un peu arbitraires, on a pris pour critérium l'emploi le plus habituel que l'on faisait de ces différents procédés hémostatiques. Et pour n'en citer que deux exemples, bien que la bande d'Esmarch puisse servir à l'hémostase provisoire, c'est comme moyen préventif qu'on l'emploie d'ordinaire, et c'est dans l'hémostase préventive qu'est logiquement sa place; de même pour les quelques cas où la pince à pression laissée à demeure servira à l'hémostase définitive, ce n'est pas la peine de la distraire de l'hémostase provisoire, où elle est dans son rôle journalier.

Ceci dit, pour expliquer et excuser les répétitions inévitables avec une pareille division, nous rangeons les moyens hémostatiques susceptibles de réaliser l'hémostase définitive sous quatre chefs, selon :

1° Qu'ils agissent plus sur le sang que sur les vaisseaux ;

2° Qu'ils détruisent entièrement les parois avec coagulation du sang et hémostase définitive d'emblée;

3° Qu'ils ne détruisent que partiellement les parois et

amènent consécutivement la coagulation du sang dans les vaisseaux;

4° Qu'ils effacent le calibre des vaisseaux sans destruction des parois.

Dans le premier groupe, dont les moyens hémostatiques font surtout sentir leur action sur le sang, nous trouvons d'abord les styptiques et l'application du froid, déjà signalés dans les moyens préventifs, puis ce sont les cautérisations, l'application de séton, le refoulement sans torsion, le bouchage mécanique ou chimique, les injections coagulantes, enfin l'acupuncture ou introduction d'une aiguille dans les vaisseaux qui, par analogie, a donné lieu à une nouvelle application de la galvano-caustie : la galvano-puncture.

C'est à Ciniselli qu'on doit l'introduction de l'électrolyse dans la chirurgie.

Si nous passons à l'examen de la deuxième catégorie des moyens réalisant l'hémostase définitive d'emblée, à ce groupement qui coagule le sang, en détruisant toutes les parois vasculaires, nous trouvons d'abord le thermo-cautère, dont Bouchacourt vante l'emploi dès 1836, puis le galvano-cautère que Middeldorff fait connaître en 1852, la ligature élastique de Dittel en 1873, les serre-nœuds de Maisonneuve, de de Græfe, l'écraseur de Chassagnac, 1852. Dès 1846, Girouard de Chartres développait la méthode des caustiques chimiques.

Nous trouvons, comme composant la troisième classe des procédés d'hémostase définitive, ceux qui amènent une coagulation consécutive à une destruction partielle des parois.

Ce sont les ligatures : immédiate, médiate, le refoule-

ment combiné à la ligature ; la ligature extemporanée de
Maisonneuve, la ligature en masse de Mayor réappliquée
par lui en 1826, dont il a fait une vraie pédiculisation.
Nous devons citer, à côté de la ligature, l'ingénieux procédé de la torsion, ainsi que toutes les manœuvres qui s'y
rattachent : torsion et refoulement, torsion dans la continuité, mâchure, arrachement, perplication.

Enfin, le grand mode d'hémostase provisoire, la forcipressure, se retrouve encore ici, avec l'acupressure, la
manœuvre au tenaculum, le procédé de la pince à verrou
de Ribes.

En abordant la quatrième section de l'hémostase définitive, nous n'avons plus que des moyens qui agissent sur le
calibre des vaisseaux en respectant les parois et, parmi
eux, nous retrouvons les procédés préventifs de la compression digitale ou instrumentale ; nous devons encore
signaler comme appartenant à ce groupe la ligature en
masse et l'uncipressure imaginée par Vanzetti, en 1874 ;
enfin nous en aurons fini avec cette catégorie quand nous
aurons encore cité trois procédés déjà décrits parmi les
moyens provisoires : les irrigations antiseptiques, chaudes
ou froides, l'électricité et le tamponnement.

Il y a cependant un autre procédé d'hémostase définitive
que nous avons réservé en le mettant hors rang pour
pouvoir y insister davantage ; ce procédé, c'est la suture,
qu'on pourrait appeler improprement ligature médiate. Il
devait trouver sa place dans le dernier groupe des moyens
de l'hémostase définitive comme agissant sur le calibre
des vaisseaux en respectant les parois.

Pour étudier la suture au point de vue hémostatique, il
ne sera pas superflu de jeter un coup d'œil rapide sur le

rôle général que les chirurgiens ont fait jouer au cours des siècles à ce mode de synthèse, avant de traiter de son affectation spéciale à l'hémostase.

L'idée d'employer les sutures est aussi vieille que la chirurgie. On en trouve déjà les prémisses dans les écrits d'Hippocrate.

Le chirurgien de Cos, en 400 avant Jésus-Christ, frappé par les phénomènes réactionnels qu'il observait au niveau des plaies, préconise le rapprochement de leurs lèvres par des bandages appropriés.

Son disciple Praxagore fait la première suture de l'intestin après débridement, dans le traitement de la passion iliaque.

Cinquante ans après Jésus-Christ on voit Celse, écrivain distingué bien plus que praticien, recommander de tenter la réunion immédiate ou rapprochement des lèvres de la plaie toutes les fois qu'on le peut par les sutures ou les boucles.

Trois siècles plus tard Oribase, connu surtout par ses commentaires de l'œuvre de Galien, ne fait guère que traduire ce que l'auteur du *De re medica* a dit des sutures.

C'est encore la même tradition qu'on retrouve au viie siècle, dans les travaux de Paul d'Égine, écrivain de l'école d'Alexandrie, auquel les Arabes ont emprunté tous les procédés de la chirurgie grecque.

Ensuite, l'invasion des barbares impose un long silence aux auteurs de mémoires scientifiques. Il faut aller jusqu'en 1270 pour retrouver un travail concernant les sutures, il est dû à Salicet de l'école de Bologne qui appliqua avec succès ce procédé aux plaies de la trachée et de l'intestin.

En France, l'école de Montpellier, née avec le xi° siècle, commence à se révéler avec Pitard, chirurgien de Saint-Louis, fondateur du collège de chirurgie de Saint Côme, et son élève, Henri de Hermondaville ; mais c'est surtout leur disciple Guy de Chauliac, qui devait, par ses travaux, se couvrir de célébrité ; chirurgien des papes d'Avignon, il a mérité le nom de restaurateur de la chirurgie française. Dans sa grande chirurgie, il divise les sutures en :

Sutures incarnatives ;

Sutures rétentives ;

Sutures conservatrices,

décrivant les sutures à points séparés, les sutures enchevillées et les sutures sèches.

Il est le premier à mentionner la suture entortillée.

Avec Paracelse (1493-1541), nous trouvons le premier adversaire systématique des sutures. Dans ses sept livres sur les plaies ouvertes, il fait preuve d'autant d'hostilité envers ce mode de réunion des plaies qu'il a montré d'esprit scientifique vrai dans le reste de ses ouvrages.

Il faut ranger aussi parmi les antisuturistes. Arcœus, chirurgien espagnol, qui écrivait vers le milieu du xiv° siècle. Celui-ci, bien qu'appréciant la réunion immédiate, s'élève contre l'emploi des sutures.

Ambroise Paré (1517-1590), le père de la chirurgie française, estimait fort le mode de réunion par suture.

Il en a posé les indications, a employé la suture entrecoupée du pelletier pour l'intestin, connu la suture entortillée, proposé la suture à points séparés dans la gastrorraphie, la suture sèche pour les plaies de l'abdomen ; enfin on lui doit l'emploi des sutures dans la périnéorraphie.

Au xvi⁰ siècle, le premier chirurgien italien est Fabrizio, d'Aquapendente. Dans ses œuvres chirurgicales publiées à Padoue, en 1617, il donne les conditions des sutures, en décrit les temps, enfin fait le premier des sutures métalliques.

Bertrandi publie à Nice, en 1763, son *Traité des opérations de chirurgie* où il fait les trois catégories de sutures suivantes :

Sutures unitives :
    Sutures entrecoupées ; sutures enchevillées ; sutures entortillées.
Sutures rétinétives pour les grands lambeaux.
Sutures suppressives.

Dans cette dernière classe, que l'auteur dit être abandonnée, nous voyons en germe nos sutures hémostatiques.

C'est un chirurgien français du nom de du Cau, qui au xvii⁰ siècle, tenta le premier les sutures des tendons.

J.-L. Petit (1674-1760), chirurgien des plus illustres, a recours aux sutures toutes les fois qu'elles sont nécessaires ; il les simplifie, attaque les abus et cite plusieurs cas où il leur a dû de remarquables succès.

Son élève Ledran, dans son *Traité des opérations de chirurgie*, 1742, admet l'ancienne division des sutures et crée la suture à anse.

Dionis, chirurgien de la cour de Louis XIV, attaché à la personne de la reine, proscrit les sutures enchevillées, les agrafes, les sutures restrictives et conservatrices, pour n'admettre que les incarnatives, c'est-à-dire les sutures entrecoupées, entortillées ou sèches. De plus, il pose les contre-indications des sutures dans les plaies de poitrine, enflammées ou contuses.

Frappé des abus qui s'étaient introduits dans l'usage des sutures, Pibrac, dans un mémoire resté célèbre, voulut les réformer et, quoique partisan de la réunion immédiate, il en restreignit trop l'usage.

Louis (1787-1854) exagéra aussi leur prohibition, et Boyer, renchérissant encore sur de pareilles conclusions, alla jusqu'à se louer en séance de l'Académie royale de chirurgie d'avoir vu bannir tout à fait les sutures de la chirurgie française.

La réaction vient en effet de l'étranger. Angelo Nannoni (1715-1790), dans son discours sur la chirurgie, traite surtout des amputations; il y prône la réunion de la plaie par la suture et parait apprécier fort les avantages qu'elle procure un peu partout par la réunion immédiate.

Les bienfaits de la réunion par première intention n'ont pas échappé non plus aux chirurgiens anglais et l'on voit John Hunter, puis Bell et Cooper insister sur l'usage des sutures comme très utiles.

Ce sont les chirurgiens militaires de la grande épopée qui, en France, s'élèvent contre l'ostracisme dont les sutures avaient été frappées.

Parmi les civils, Desault, le créateur de l'anatomie chirurgicale, fut le premier à remettre en vogue la suture pour le bec de lièvre.

Delpech (1777-1832) apporta aux sutures l'appui de sa haute autorité; il en traça les indications, en décrivit les avantages. Ensuite, plusieurs de ses disciples, élèves de l'école de Montpellier, parmi lesquels il faut citer Lalle-

mand, élevèrent encore la voix en faveur de ce procédé.

La cause des sutures était gagnée, quand les grands
chirurgiens Dupuytren, Chassagnac, Malgaigne, commen-
cèrent à pouvoir les juger.

Au cours d'un exposé historique des sutures, on ne peut
pas ne pas citer la classification en quatre groupes qu'en a
donnée Dupuytren :

Premier groupe. — Sutures par affrontement :
    Sutures à points séparés.
    Suture à anse.
    Suture entortillée.
    Suture enchevillée.
    Suture en 8 de chiffre ou entre-croisée.

Deuxième groupe. — Sutures par redressement :
    Suture à points passés.
    Suture du pelletier ou à surjet.

Troisième groupe. — Sutures par adossement :
    Cinq procédés dérivés des sutures à la Lembert
      ou des sutures de Jobert de Lamballe.

Quatrième groupe. — Sutures par invagination :
    Suture de Rhamdor.
    Suture de Jobert.
    Suture par invagination avec introduction et appui
      de corps étrangers.

Chassagnac a simplifié cette classification et rangé les
sutures en deux classes : sutures simples et sutures compo-
sées.

Dans la première il comprend :

La suture entrecoupée (à points séparés).

La suture à surjet (à points continus).

La suture à points passés (en zigzags).

La suture à anse.

Dans la seconde catégorie il range :

La suture entortillée.

La suture enchevillée.

Reste à citer comme concernant ce mode de synthèse, une foule de travaux parmi lesquels ceux de Lombard, 1800; de Ferreus, 1804; le mémoire de Roux, 1814; le *Traité de la réunion immédiate*, de Serre, 1830, l'ouvrage de Sanson, 1834: *Des avantages et des inconvénients de la réunion immédiate des plaies*. L'année 1835 vit naître ensemble la thèse de Colombe, et l'ouvrage de Sedillot de la réunion immédiate.

En 1844 parut la suture en piqué de Gely, celle implantée de Bouisson en 1851. On eut en 1853 la *Revue générale* de Dupont, en 1856 la suture à plaque de Denonvilliers, puis celle à attelles de Reybard, et la suture profonde de Heurteloup; la thèse de Gayraud parut en 1866 traitant les mêmes questions. Verneuil en 1881 publiait: *Des conditions qui contre-indiquent la réunion immédiate;* Bousquet, l'année suivante, traitait encore de la réunion immédiate. En 1884, Boyer faisait de la suture du pelletier le sujet de sa thèse inaugurale.

Enfin le mémoire de Patron, 1875 : *De la suture en général et de ses divers procédés*, et celui de Boularon, 1879 : *Essai historique sur la suture et ses principaux procédés*, qui nous ont fourni plus d'un renseignement utile.

Comme épilogue à ce cours abrégé des sutures, nous voulons indiquer le tableau où M. Pozzi, qui est assurément un des auteurs contemporains s'étant le plus occupé de la question, range les divers modes de sutures les plus employées suivant quatre classes :

I. Sutures à points séparés.

II. Sutures continues. { simples.
{ à plans superposés.
{ à étages.

III. Sutures mixte ou combinée.

IV. Suture enchevillée.

Dans cette énumération, forcément incomplète, étant donné l'abondance des matériaux en pareille question, nous nous sommes fort peu inquiété des documents où l'on traite des sutures sèches, celles-ci étant tout à fait en dehors de notre sujet.

Il y a, au contraire, une espèce de suture à laquelle nous donnerons plus de soin dans notre historique comme étant le groupe auquel appartiennent les sutures hémostatiques dont nous nous occupons ici, ce sont les sutures perdues.

Nous sommes d'ailleurs autorisé à nous occuper de ce type de suture en dernier lieu, étant donné son apparition tardive.

Il n'y a pas encore vingt ans que la suture perdue est employée, et déjà de partout elle joue le rôle de l'ancienne suture profonde.

C'est en 1879 que Werth a employé pour la première fois la suture perdue, à points séparés au catgut dans la reconstitution du périnée.

La suture continue était presque abandonnée quand Tillmanns, Bako, Hagedorn tentèrent de la réhabiliter pour la réunion des plaies en général.

Dans un article du *Sperimentale* (1880), Cavazzani recommande surtout dans les amputations les sutures stratifiées.

Brœse, assistant à la clinique gynécologique de Berlin, employait méthodiquement, à partir de 1883, la suture perdue dans les périnéorraphies.

Schröder et, après lui, Hofmeier et Veit, toujours à la *Frauenklinik*, continuent à employer ce procédé avec le même succès.

Küster, en 1885, rappelle les avantages de la suture perdue et l'emploie dans la cure radicale des hernies.

A Berne, Keller s'en sert avec plein succès.

Franck, en 1886, fait de son emploi en gynécologie le sujet de sa thèse inaugurale.

En France, Doléris (janvier 1885), à la Société obstétricale de Paris, s'occupait de la question ainsi que Brissay, en 1887, dans les *Fragments de chirurgie et de gynécologie opératoires*.

Enfin Vulliet, la même année, dans les *Nouvelles Archives d'obstétrique*, proposait la suture perdue dans la cure de la fistule vésico-vaginale.

Par leurs mémoires au Congrès de 1888, Reverdin et Pozzi ont développé très complètement la technique des différentes sutures perdues et les ont fait entrer définitivement dans la pratique.

CHAPITRE II

LA SUTURE HÉMOSTATIQUE; SON MODUS FACIENDI

Des sutures hémostatiques, leur faveur chez les anciens, leur
abandon chez les modernes, sous l'influence des idées de
Pibrac et grâce à la doctrine de Broussais.

L'Antisepsie remet les sutures en faveur, fait oser les sutures
perdues, et permet les sutures hémostatiques : Reverdin, Pozzi,
Poncet et ses élèves.

Instruments nécessaires avec sutures hémostatiques perdues, les
sutures type et atypique, le surjet hémostatique.

Les auteurs du Compendium rapportent qu'en cousant
les plaies, les anciens chirurgiens avaient pour but principal de s'opposer à l'écoulement du sang ; aujourd'hui la
suture est bien parfois hémostatique, mais, ajoutent-ils,
elle a toujours pour but principal de procurer la réunion
par première intention.

En effet, l'emploi de ce mode de synthèse comme
moyen d'hémostase, paraît être une tradition à peu près
constante depuis Hippocrate.

Guy de Chauliac l'a connu et rangé dans sa catégorie
des sutures conservatrices.

Bertrandi désigne suffisamment les sutures suppressives
pour que nous ne doutions pas de l'usage, qu'on en a fait
peu avant lui, pour l'hémostase, mais il ajoute que, de
son temps, on ne leur demandait presque plus ce genre
de service.

Ambroise Paré, conseillant la suture pour réparer les déchirures du périnée, avait très certainement en vue autant la reconstitution des plans aponévro-musculaires que l'arrêt du sang, si remarquable dans cette région par ce mode de synthèse.

Ensuite l'ostracisme, dont Pibrac avait contribué à faire frapper les sutures, semble avoir persisté pendant tout le XVIIᵉ siècle au sujet de leur emploi hémostatique, et Dionis, bien qu'admettant l'usage de ce mode de réunion dans bien des cas, se refuse néanmoins à employer les sutures restrictives et conservatrices.

L'influence des doctrines antisuturistes se fit sentir encore suffisamment pendant le XVIIIᵉ siècle pour empêcher l'emploi des sutures hémostatiques.

Mais si avec le XIXᵉ les chirurgiens français se servent plus volontiers de fils pour la réunion des lèvres cruentées, ils ne sont nullement portés à le faire pour l'hémostase.

C'est encore à une idée exacte dans son principe, mais exagérée d'une façon inouïe dans ses applications, qu'ils le doivent.

Grâce, en effet, à la doctrine physiologique de Broussais, poussée au delà de ses dernières limites; l'hémorragie au cours des opérations chirurgicales, en était arrivée à être considérée comme fâcheuse pour le chirurgien, mais inoffensive pour le malade.

Si bien que vers 1845, Verneuil, interne de Lisfranc, pratiquait la phlébotomie à sa contre-visite du soir sur les grands opérés du matin.

On comprend donc très bien qu'il n'ait jamais pu venir à la pensée de Lisfranc ou de ses contemporains de faire des sutures hémostatiques.

Une erreur aussi funeste n'en subsista pas moins assez longtemps et elle contribua à faire oublier entièrement l'emploi hémostatique des sutures. Si bien que les chirurgiens enfin, revenus à de plus saines notions sur la valeur du sang de leurs patients, ne pensaient plus à cet artifice pour le ménager.

Les sutures hémostatiques étaient tout à fait tombées dans l'oubli.

Cependant le discrédit exagéré qui avait frappé un moment toute espèce de sutures ne subsistait plus qu'à l'état de souvenir et tous les chirurgiens avaient constamment recours à ce mode de réunion pour la synthèse des plaies, quand un fait capital dans l'histoire de la chirurgie, l'apparition des doctrines antiseptiques, augmenta de beaucoup la faveur dont les sutures pouvaient jouir.

C'est d'ailleurs uniquement aux bienfaits de l'antisepsie qu'on doit la possibilité de l'emploi journalier des sutures perdues, là où autrefois on usait des sutures profondes.

Et ce sont encore les résultats des sutures perdues, grâce à l'antisepsie, qui nous ont permis de faire ici un succès d'actualité à ce mode de synthèse et de prôner la valeur hémostatique de l'affrontement des surfaces profondes cruentées, comme ayant augmenté en raison inverse des chances de suppuration.

Ceci nous explique comment il faut arriver jusqu'en 1888, pour trouver trace, dans la littérature médicale, de sutures hémostatiques perdues.

C'est J.-L. Reverdin, de Genève, qui le premier, à notre connaissance du moins, a parlé de l'application des sutures perdues à l'hémostase pour toutes les opérations chirurgicales en général. Puis Pozzi en a cité de nombreuses applications à l'obstétrique.

Il était réservé à M. le professeur Poncet d'attirer plus spécialement l'attention sur ce mode d'hémostase, d'en tracer un *modus faciendi* méthodique, et de faire décrire par ses élèves tout le parti qu'il avait su en tirer, soit dans la chirurgie générale, soit surtout dans tout ce qui regarde la chirurgie thyroïdienne.

Voici en quels termes M. J.-L. Reverdin, de Genève, parle des sutures perdues et comment il apprécie leur valeur hémostatique, dans sa communication au troisième Congrès de chirurgie français, intitulée : De l'emploi des sutures perdues dans quelques opérations plastiques :

« Depuis quelques années l'usage des sutures perdues tend de plus en plus à se généraliser et à se substituer avec avantage aux anciennes sutures profondes. Si l'on a à sa disposition un catgut parfaitement stérilisé, l'inclusion dans une plaie de points de suture, même nombreux, est absolument sans inconvénients. La suture perdue, en rapprochant plan par plan les parties profondes, est le meilleur moyen de détendre les téguments.

« La suture perdue est de plus *une suture hémostatique* en mettant en contact les faces de la plaie le plus complètement possible ; elle s'oppose à l'hémorragie post-opératoire par les petits vaisseaux ; elle agit dans une grande plaie comme agit la suture de la lèvre, par exemple après une excision en V. »

Cet effet hémostatique m'a frappé surtout dans les ablations du sein et dans les énucléations de goitre. Après l'extirpation du sein avec évidement de l'aisselle, j'ai pris l'habitude d'effacer le mieux possible la vaste cavité laissée dans l'aisselle, en rapprochant par quelques points de suture perdus le bord des muscles grand pectoral et grand dorsal.

J'ai été frappé de voir combien l'imbibition sanguine du premier pansement a été moins abondante qu'à l'époque où je n'employais pas ce moyen.

De même après l'énucléation de goitres, l'hémorragie opératoire est quelquefois abondante, et, après les ligatures faites, le suintement persiste par les petits vaisseaux de la capsule ; les drains placés, les bords de la capsule sont suturés ensemble, puis les muscles s'il y a lieu, enfin la peau ; l'écoulement sanguin consécutif est souvent minime.

Cette action hémostatique n'est pas indifférente, car, à mon avis, plus l'hémostase est parfaite, plus — toutes choses égales d'ailleurs — la réunion par première intention a de chances pour elle, et plus aussi la fièvre traumatique est généralement peu accusée.

L'hémostase aussi parfaite que possible doit être la règle, et la suture perdue a une grande valeur à ce point de vue.

Pozzi a, lui aussi, en diverses occasions, proclamé l'excellence des sutures perdues ; notamment dans une communication à la Société de chirurgie, en octobre 1887, où, à propos d'un cas de pyosalpingite double avec ovarite suppurée, il propose la suture distincte et perdue des plans profonds, vantant les heureux effets de la suture perdue au catgut et faisant remarquer la facilité avec laquelle on peut rapidement la pratiquer en surjet.

L'année suivante, Pozzi qui s'est fait en quelque sorte l'avocat des sutures perdues, revient sur le même sujet, à propos de la communication de Reverdin, citée plus haut dans un article intitulé : « Note sur la suture perdue et continue à étages superposés » où il donne les bons résultats qu'il en a obtenus dans les cures radicales de hernie et les colpopérinéorraphies.

Il y préconise, au lieu de la suture à points séparés, la suture continue en surjet à plans superposés comme plus rapide et ne laissant pas de nœuds au fond de la plaie. Il donne aussi dans ce document la suture du pelletier comme pouvant rendre des services. Mais une partie de sa notice nous intéresse assez pour que nous la publions *in extenso*; c'est celle où il parle du rôle hémostatique de la suture perdue en surjet continu ; nous ne pouvons d'ailleurs mieux faire pour laisser toute sa force à son affirmation que de lui laisser la parole :

« Comme moyen de réunion, la suture continue à plans superposés est donc excellente. Elle rend aussi de très grands services comme moyen d'hémostase. Je m'en suis servi souvent dans le cours d'ovariotomie, de salpingotomies, d'hystérectomie pour arrêter le suintement des surfaces divisées et, en particulier, de la tranche des ligaments larges ou des parties latérales de l'utérus après extirpation de tumeurs intra-ligamenteuses.

« Dans deux opérations de kyste inclus dans le ligament large, notamment où la partie latérale de l'utérus donnait beaucoup de sang, j'aurais dû sûrement, à l'exemple de Tauffer et de bien d'autres chirurgiens, pratiquer l'hystérectomie, si je n'avais eu à ma disposition le surjet de catgut avec lequel je me suis rendu maître de l'hémorragie. »

Et ce même auteur attache tant d'importance à ce mode

d'hémostase que, dans son *Traité de gynécologie*, au moment où il décrit les différents procédés pour arrêter le sang au cours des opérations, après avoir parlé de la compression à opposer aux hémorragies capillaires, de la pression à exercer sur les petites artères qui donnent, il cite en bonne place les sutures comme s'opposant très heureusement aux suintements en nappe des surfaces qu'elles réunissent.

Après avoir dans sa thèse inaugurale, publiée sous l'inspiration de M. Poncet, décrit la suture de Chassaignac, M. Daurand ajoute en parlant de la suture hémostatique :

« Il est très souvent indispensable de faire précéder la suture intradermique de sutures perdues au catgut, selon le conseil de Reverdin. En rapprochant les parois, elles font d'abord disparaître ces cavités anfractueuses consécutives à l'ablation du goître. Le principal avantage de cette suture est d'être hémostatique, en mettant en contact les faces de la plaie le plus complètement possible, elle s'oppose aussi à l'hémorragie post-opératoire par les petits vaisseaux. Cet effet hémostatique n'est pas à négliger, car l'hémorragie opératoire est quelquefois abondante et, après les ligatures faites, le suintement persiste par les petites veines de la capsule.

« Reverdin le fait remarquer avec raison, plus, toutes choses égales d'ailleurs, l'hémostase est parfaite, plus la réunion par première intention a de chance pour elle, et moins aussi la fièvre traumatique est accusée.

« Dans la thérapeutique chirurgicale des goîtres ; la suture intradermique à la soie ne sera le plus souvent qu'un complément des sutures perdues au catgut. »

Un autre élève de M. Poncet, M. L. Bérard, nous fournit dans sa thèse inaugurale, de nouveaux documents en faveur des sutures hémostatiques. Au moment où il décrit le *Manuel opératoire de la thyroïdectomie partielle*, parlant de la section du pédicule de la tumeur, il s'exprime ainsi :

« Les sutures nécessaires se réduisent à un petit nombre sur la section du hile, si elle est un peu large et un peu vasculaire, on passe un simple fil ou un surjet hémostatique ; sur les vaisseaux encore pincés, on met également des fils sans s'en remettre à l'hémostase obtenue momentanément. »

Plus loin, M. Bérard décrit l'énucléation massive du goître telle que la pratique M. le Professeur Poncet et en exposant le troisième temps, hémostase, drainage et sutures, il s'exprime en ces termes : « M. Poncet a appliqué à ce temps de l'opération deux innovations des plus heureuses : la suture hémostatique du moignon thyroïdien et la suture intradermique des téguments.

« Après ablation de la tumeur, en effet, il reste dans la plaie une portion plus ou moins considérable de la capsule doublée des débris du parenchyme qui saignent en nappe, et les pinces placées pour l'hémostase temporaire.

« S'il y a eu au cours de la décortication un écoulement sanguin trop abondant, le mieux est d'essayer d'enlever tout de suite les pinces et d'assurer l'hémostase de la façon suivante : attirant vers la surface avec deux ou trois pinces les débris profonds sous-capsulaires, le chirurgien les prend dans un surjet au catgut qui les applique contre les portions antérieures de la capsule et rapproche celles-ci les unes des autres avec le même fil, de façon à oblitérer complètement la cavité et à rapprocher les bords de cette espèce de bourse : il ne reste dans son intérieur aucune surface saignante, aucun espace vide où se produirait de la rétention : suture hémostatique.

« On lierait seulement ainsi les artérioles plus importantes qui pourraient donner à la surface interne de la capsule avant de passer le surjet hémostatique. Et dans les cas, enfin, où la capsule épaissie doublée d'une couche sous-corticale rigide ne se prêterait pas à un accolement parfait, l'espace restant serait comblé par une petite mèche de gaze iodoformée sortant de l'extrémité inférieure de la plaie. »

En décrivant la strumectomie, M. Bérard parlant du troisième temps, hémostase et sutures, revient à notre sujet : « Ce temps est le même, dit-il, que dans l'énucléation massive, à cette différence près que les vaisseaux qui donnent sont encore plus petits, parfois plus nombreux, et que l'on aura à faire surtout de la compression et du *faufilage hémostatique* plutôt que des ligatures dans la poche.

Parlant des complications opératoires ou post-opératoires de l'énucléation massive, à propos d'une malade dont l'hémorragie secondaire n'avait cédé que sept jours après l'intervention, ce même auteur en arrive de nouveau à nos sutures hémostatiques : « Les hémorragies veineuses intra-capsulaires, plus abondantes d'ordinaire que les hémorragies artérielles, sont arrêtées encore plus facilement par le tamponnement, continué au besoin pendant plusieurs heures, par une mèche de gaze iodoformée qu'on retirera par l'extrémité inférieure de la plaie le premier ou le deuxième jour après l'opération. M. Poncet préfère au tamponnement la suture hémostatique qui n'expose pas à l'affaissement de la trachée et qui donne des chances moindres de sphacèle ultérieur des parois de la cavité capsulaire et augmente d'autant la courte durée de la guérison. »

Avant de décrire les sutures hémostatiques perdues, il faut examiner les instruments nécessaires pour l'application de ce mode de synthèse à l'hémostase, et voir à quelles règles il devra être soumis, afin de remplir convenablement les desiderata de cette affectation spéciale.

D'abord, il n'est pas indifférent pour pratiquer une suture hémostatique d'employer telle ou telle aiguille. Deux cas peuvent se présenter : on a affaire à des tissus de faible densité ou, au contraire, présentant une consistance assez ferme ; dans le premier cas, il faut se servir d'aiguilles mousses, à grande courbure, dont le bec arrondi écarte les parois vasculaires sans les blesser, leur faible puissance de pénétration suffit, puisque dans cette hypothèse le degré de résistance des tissus est minime.

Mais il faut avouer que, le plus souvent, on est en présence de tissus d'une certaine densité, alors on a recours aux aiguilles de Hagedorn.

Ces aiguilles courbées selon leurs bords, au lieu de l'être selon leurs faces, sont plus résistantes que les aiguilles ordinaires, et, grâce au biseau qui forme leur pointe, elles ont une bien plus grande force de pénétration.

Un choix entre les diverses grandeurs que comporte ce modèle permettra de faciliter le temps délicat du passage des points, par l'adaptation des dimensions de l'aiguille à celles de la plaie.

Il vaut mieux ne pas se servir d'aiguilles ordinaires pour les sutures hémostatiques; ces aiguilles manquent en effet des qualités présentées par les deux espèces précédentes; de plus, elles laissent après elles une petite cicatrice lancéolée qui devient plus appréciable par le fil et va ainsi à l'encontre du but cherché par la suture.

On peut user de ces aiguilles, soit en se servant des doigts, soit en employant les divers porte-aiguille, dont nous ne faisons que citer les modèles de Colin et de Hagedorn, ainsi que celui de Martin; enfin la pince porte-aiguille de Pozzi peut rendre des services.

Les fils à employer ne sont pas quelconques pour nos sutures, puisque nous avons affaire à des sutures perdues, il ne peut être question de fils métalliques, pas davantage de crins de Florence également inabsorbables. La soie tressée, qui disparaît dans les tissus au bout d'un certain temps, n'a qu'un avantage sur le catgut, c'est sa solidité, mais elle se résorbe difficilement et, de plus, sa perméabilité expose aux infections secondaires. Aussi M. Poncet n'emploie que le catgut.

Le catgut a l'immense avantage d'être résorbable dans le délai voulu par le chirurgien et prévu par celui qui l'a préparé. C'est le catgut chromique que préfère M. Poncet, tant à cause de sa résistance plus grande que de sa résorption plus lente. Le seul reproche qu'on puisse lui adresser, c'est de mal tenir le nœud, ce à quoi on remédie en en faisant un triple.

Quant à l'asepsie de ce catgut, elle doit être exigée avec la dernière rigueur.

Connaissant les instruments nécessaires à la pratique de ces sutures, il nous reste à dire un mot des précautions qui doivent entourer leur emploi, avant d'en tracer le *modus faciendi.*

Il faut n'employer ce mode de synthèse hémostatique que dans les plaies très aseptiques et lorsqu'on est parfaitement en droit d'attendre la réunion par première intention sans ombre de danger de suppuration; on est dans ce cas d'autant plus autorisé à considérer le drainage comme superflu, que les surfaces cruentées sont mieux affrontées et qu'elles ne laissent pas la plus petite place à une collection liquide.

Cependant une petite mèche de gaze iodoformée placée au centre des tissus pourrait encore servir de drains dans les premiers jours, si le chirurgien n'osait tenter la réunion par toute première intention ou avait quelque crainte de la voir échouer. Toutefois si le drainage n'est guère possible au niveau même des sutures hémostatiques, il ne s'ensuit pas qu'on doive le prohiber de toutes les plaies où on fait usage de ce mode de réunion; le chirurgien a, en effet, toute facilité quand il a uni ses plans profonds à l'aide des sutures hémostatiques, pour placer un drainage sérieux entre les plans profonds et les tissus superficiels: manœuvre recommandable, quoique le drainage ne parte pas du plus profond de la plaie, car ce qu'elle présentait de caverneux a disparu par les sutures et il est impossible aux liquides de s'y collecter.

Nous n'avons parlé, jusque-là, qu'incidemment de l'antisepsie; nous tenons à affirmer ici que, si l'asepsie est la raison d'être même de notre emploi des sutures, elle en est aussi la condition essentielle : plaie, instruments, pansement, milieu, opérateurs, tout doit être absolument stérile. Il est parfaitement inutile de tenter sans cela des sutures hémostatiques, qui deviendraient la cause, dans des conditions d'antisepsie douteuse, de mécomptes désastreux autant qu'inévitables.

La plaie tout à fait aseptique, nous n'avons plus à y revenir, doit être encore abondamment lavée pour qu'elle ne garde aucuns débris ou caillots, obstacles à l'affrontement des lèvres. On peut même avoir à parer les surfaces à coups de ciseaux, pour en faciliter l'adossement exact ; enfin, on ne commencera les sutures que la plaie mise à sec avec soin une dernière fois.

Dans la pratique de cette manœuvre, on s'efforcera de ne réunir les tissus que plans à plans, muscles à muscles, tissus cellulaires à tissus cellulaires, aponévroses à aponévroses. Et, tout en évitant d'affronter des tissus d'ordre différent, il faut chercher, en les rapprochant, une coaptation exacte et uniforme qui, tout en étant assez sérieuse pour s'opposer à l'hémorragie en nappe, doit ne présenter ni traction, ni pression exagérée.

Pour réaliser l'hénostase des tissus situés au-dessous des plans sous-cutanés, on fait, avec du catgut chromique, une suture perdue à l'aide de l'aiguille de Hagedorn, montée ou non sur un porte-aiguille.

Cette suture peut être ou non régulière. Dans le premier cas, elle est composée de points passés en faufil dans la profondeur intéressant les lèvres de la plaie, l'une après l'autre, et les affrontant ainsi toutes les deux aussi exactement que possible.

La suture hémostatique que nous décrivons s'applique surtout aux petites cavités qui donnent.

On pourrrait l'appeler suture hémostatique typique, par opposition aux simples points isolés, que l'opérateur peut placer, d'ici, de là, sur une plaie, aux endroits précis où il voit une petite hémorragie. Cette dernière suture, en raison de l'irrégularité que le chirurgien peut affecter dans sa façon de passer plusieurs fois son fil, de manière à affronter les surfaces, jusqu'à l'obtention de l'hémostase, peut être désignée sous le nom de suture hémostatique atypique.

Loin de nous l'idée de réserver à ces deux seuls modes de réunion le pouvoir hémostatique; bien d'autres aussi ont une action heureuse contre l'hémorragie.

Sans parler des sutures superficielles dont il ne peut être question ici, si nous examinons les sutures perdues, nous en trouvons d'autres qui sont éminemment hémostatiques, comme le surjet que Pozzi recommande en gynécologie, ou les points que Lembert et Gussembäur ont employés aux sutures de l'intestin, pour n'en citer que deux exemples. Mais le but principal pour lequel Pozzi, Lembert, Gussembäur ont prôné leur mode opératoire, c'est la réunion des tissus avec ce qu'elle comporte de nécessités particulières dans les régions spéciales sur lesquelles ils ont opéré et pas surtout l'hémostase.

Or, ici nous traitons d'une pratique pour réaliser l'hémostase applicable à toutes espèces d'opérations; aussi nous nous contentons de signaler, chemin faisant, la valeur hémostatique des différentes sutures perdues indiquées dans un autre but, sans y insister davantage.

Il y a encore un procédé de réunion des tissus qui réalise très bien l'hémostase; c'est ce que nous pourrions appeler le surjet hémostatique.

Il est applicable aux cavités qui sont laissées saignantes par une tumeur qu'on vient d'énucléer; son emploi est

aussi avantageux sur l'extrémité des pédicules où il est le
meilleur complément de la ligature en chaîne.

M. Bérard l'a très bien décrit dans le passage de sa
thèse que nous citons au cours de notre historique.

C'est un fil qui va prendre en surjet une à une les surfaces du fond de la cavité que l'on voit donner ; ces points,
une fois ainsi rassemblés par quelques anses de catgut,
sont rapprochés des bords et unis à ceux-ci par un nouveau surjet superposé, lequel est disposé sur la circonférence de la cavité de façon à en faire le tour. Si bien
qu'en resserrant les mailles de tout ce réseau on réunit
à la fois le fond de la cavité à ses bords et qu'on rapproche ces mêmes bords les uns des autres, comme si
on les avait enserrés dans une suture en bourse. Ainsi,
plus de cavité après l'extirpation des tumeurs et, grâce à
la compression qu'exercent entre eux et réciproquement
les divers éléments constitutifs de la dépression, plus de
sarg.

La suture hémostatique typique peut se décomposer en
deux temps : dans un premier, on réalise comme le capitonnage de la plaie par le passage en faufil des points
séparés ; dans un second temps, on exerce, par l'affrontement des surfaces cruentées, une compression alors bien
plus efficace pour l'hémostase, grâce au premier tassement
que les tissus ont déjà subi.

Le surjet hémostatique se compose de points continus
dont l'emsemble présente d'une façon assez exacte la forme
d'un solénoïde quand ce surjet est placé sur une plaie dont
la direction est rectiligne.

Mais, selon les dispositions si variables des solutions de
continuité, on pourra toujours tordre sur son axe ce solé-

noïde en forme de spire, ou en superposer deux, l'un étant inscrit dans l'autre, et peu importe qu'il s'agisse d'une disposition linéaire curviligne ou tout à fait circulaire.

Cette souplesse vraiment prodigieuse du surjet hémostatique le met à même de rendre service dans un très grand nombre de cas.

Il faut faire remarquer aussi avec quelle perfection les sutures hémostatiques typiques, si on les combine, réalisent l'affrontement des surfaces cruentées.

Supposons pour fixer les idées une tumeur arrondie, du volume du poing, enlevée d'une masse musculaire. Par trois séries de deux catguts passés en faufil selon les trois dimensions de l'espace et toutes perpendiculaires deux à deux les unes aux autres; si l'on prend soin de resserrer d'abord les deux anses menées dans le plan parallèle à celui de la surface cutanée, on arrive à une occlusion absolument parfaite, à un affrontement exact de toutes les parties de la plaie avec disparition complète de tout espace mort et compression des divers éléments entre eux, d'où hémostase.

L'opérateur peut même, dans certaines plaies étroites, aller plus loin, et par des points séparés, passés en faufil et placés perpendiculairement aux lèvres, dans le sens de la profondeur, obtenir une occlusion hermétique, grâce aux petites fronces de chaque lambeau qui, avec un peu d'habileté dans le passage des points, arriveront à se superposer et s'adapteront au moment où l'on serrera les fils, presque comme les roues dentées d'un même engrenage. Sans vouloir dissimuler les difficultés qui s'opposent à l'obtention d'un pareil résultat, nous nous hâtons de le représenter autant comme un schéma que comme une réalité. Il n'était pas inutile d'en parler cependant, pour montrer de quelle manière le faufil amène la compression des surfaces cruentées et, par suite, comment il réalise l'hémostase. Enfin nous faisons remarquer que cette suture a le gros avantage sur la ligature de ne jamais glisser sur les tissus au niveau desquels on la pratique.

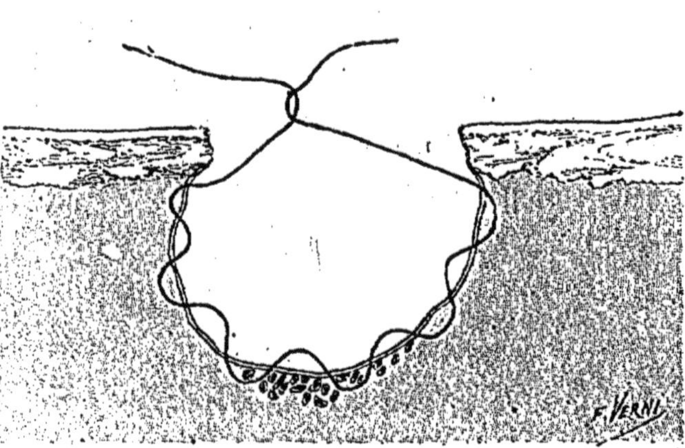

Fig. 1 — Suture hémostatique typique disposée pour le bloc vasculaire
du fond de la cavité produite par l'ablation d'une tumeur.

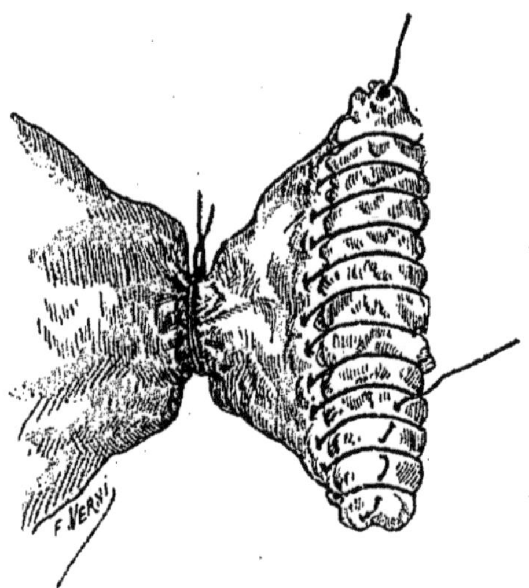

Fig. 2 — Surjet hémostatique passé sur la tranche d'un volumineux
pédicule résultant de l'ablation d'un kyste interligamenteux.

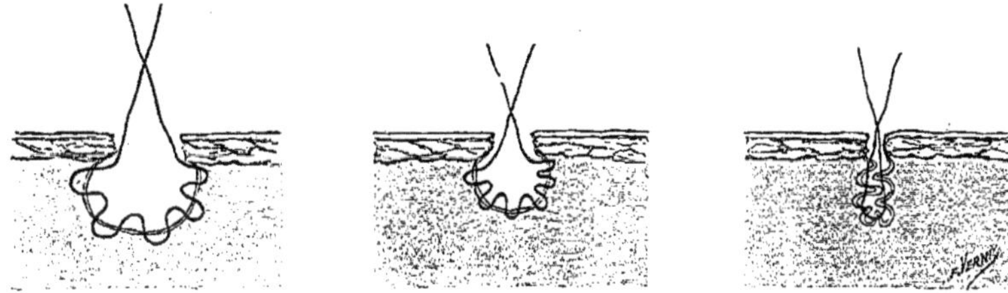

FIG. 3 — Schéma montrant l'engrènement des fronces quand on serre les fils de la suture hémostatique typique à points passés en faufil.

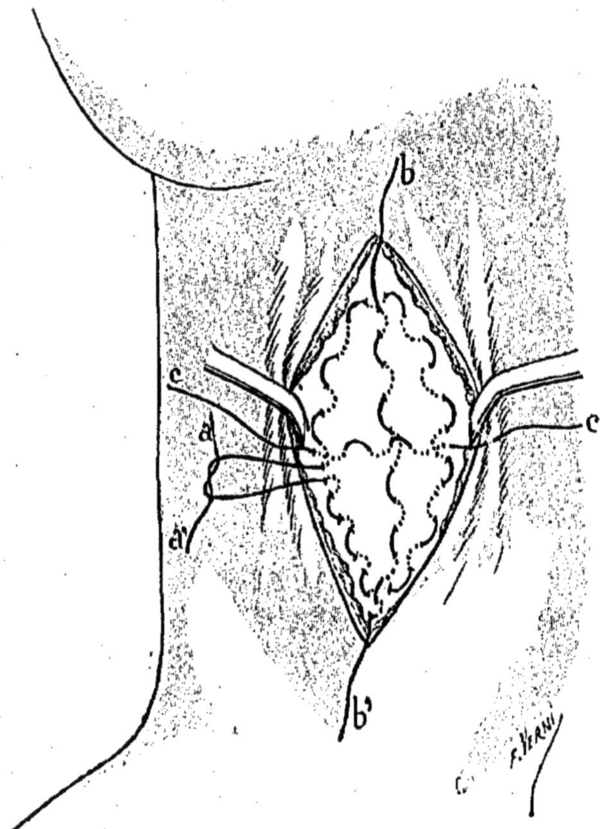

Fig. 4 — Trois points au catgut passés en faufil, tous perpendiculaires les uns aux autres, pour oblitérer une petite cavité laissée par un goitre.

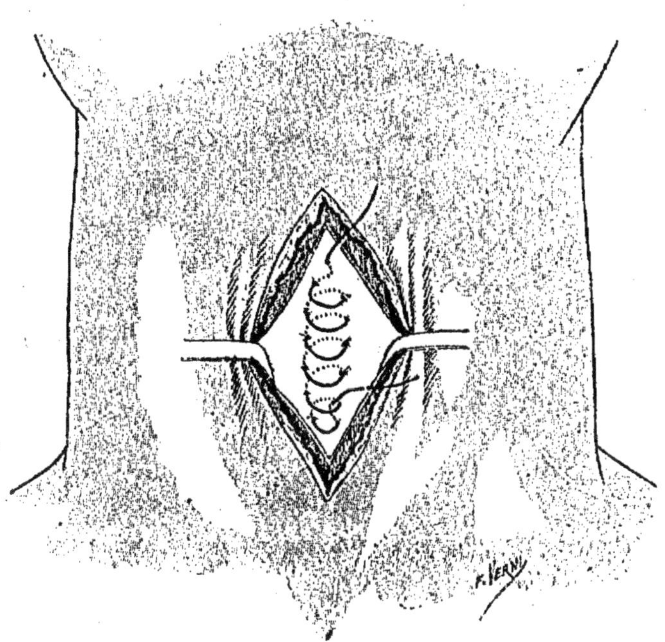

Fig. 5 — Surjet hémostatique passé au fond d'une cavité laissée
par l'extirpation d'un goitre.

CHAPITRE III

INDICATIONS ET CONTRE-INDICATIONS
DES SUTURES HÉMOSTATIQUES PERDUES

> *Première partie.* — Leur usage dans les tissus à riche vascularisation et pour la suture des vaisseaux.
>
> Secours précieux qu'elles apportent à la chirurgie de l'abdomen.
>
> Dans les interventions sur le pancréas et le foie, elles peuvent rendre service.
>
> Au cours d'opérations sur le péritoine génital chez la femme ou dans la région splénique elles font merveille.
>
> *Deuxième partie.* — Mais où elles sont d'un prix inestimable, c'est dans la chirurgie thyroïdienne comme le prouve la pratique de M. Poncet.

Il suffira pour énumérer les indications et les contre-indications des sutures hémostatiques perdues, de répéter les indications et les contre-indications des sutures en général, en ajoutant toutefois que, pour employer une suture perdue, on doit être encore plus rigoureux que quand il s'agit de réunir des plans superficiels, car alors les accidents à craindre seraient bien plus graves et bien moins faciles les remèdes à y apporter.

Cette réserve faite, nous ne pouvons, pour traiter des contre-indications des sutures perdues, que rappeler la clinique inaugurale où M. Poncet traitant des contre-indications générales aux sutures, interdit d'une façon formelle l'emploi de ce mode de synthèse avec une antisepsie douteuse et *a fortiori* absente.

Il étend cette prohibition aux malades opérés dans des milieux encombrés ou septiques comme le sont, par exemple, les milieux chirurgicaux créés par la guerre.

L'état constitutionnel des malades doit aussi entrer en ligne de compte et il faut être avare de suture chez les diabétiques, les obèses, les albuminuriques, les alcooliques. La prudence est encore de mise dans l'emploi des sutures chez les convalescents d'affections graves, les petits enfants, les vieillards débiles. Mais c'est en présence de certains tissus que s'abstenir de suture devient un devoir impérieux pour le chirurgien : un des types les plus frappants qui rentre dans cette catégorie est celui d'une plaie mortifiée par un traumatisme, où les téguments en état de schock sont comme sidérés. On peut en rapprocher pour en bannir également les sutures les tissus tuberculeux avoisinant une résection ou un ganglion extirpé.

Enfin il faut être encore très sobre de sutures après l'ablation de lipomes ou de myxomes sous-aponévrotiques, car alors la dissection laborieuse, les contusions étendues sont une préparation détestable à ce genre de réunion des plaies.

Il est, au contraire, des sortes de néoplasmes après l'ablation desquels les sutures rendent service, le carcinome et l'épithéliome sont de ce nombre, à raison des conditions dans lesquelles se font ces opérations et de l'avantage qu'on a par le seul fait d'une réunion immédiate, pour éviter la récidive.

Augmentant un peu la rigueur de ces prohibitions en insistant surtout sur l'antisepsie, nous pouvons dire que

toute plaie est susceptible de sutures perdues hémostatiques, pourvu que bien aseptisée elle soit nette et franche,
que ses bords ne soient pas trop éloignés, qu'elle ait enfin
des tissus de bonne qualité présentant une plasticité et
une élasticité suffisantes.

Ces indications générales posées, nous allons énumérer
successivement chaque cas en particulier où l'on peut
employer les sutures hémostatiques, en faisant d'ailleurs
suivre chacune de nos affirmations d'observations pro-
bantes où ce mode d'hémostase a rendu service à l'opérateur.

Dans l'énumération de tous les cas spéciaux où les
sutures hémostatiques sont applicables, nous suivrons
l'ordre que nous donnera le nombre d'observations
recueillies pour chacun de ces cas particuliers, cette
quantité étant très certainement en rapport avec l'importance des services que nos sutures hémostatiques peuvent
rendre pour une opération donnée.

PREMIÈRE PARTIE

Avant d'énumérer les interventions au cours desquelles
les sutures hémostatiques perdues peuvent rendre des services, nous devons signaler toute une catégorie de tissus, où
à cause de l'abondante vascularisation toute particulière, ce
mode d'hémostase est spécialement indiqué. Nous trouvons
dans la liste de ces tissus normalement hémorragiques:
la langue, le col utérin, les corps caverneux, les bulles

du vagin, la partie inférieure du rectum, la glande thyroïde ; sans parler de l'influence hémorragipare de l'inflammation sur tous les tissus; il est encore un autre genre d'éléments anatomiques éminemment favorables aux hémorragies ; ceux-ci sont pathologiques : ce sont les cancers hématodes, les tumeurs érectiles, les angiomes. Sur un pareil terrain où l'hémostase est si malaisée on sera quelquefois heureux d'avoir recours à la ressource des sutures pour arrêter le sang.

Il y a une variété de sutures qui mérite tout à fait le qualificatif d'hémostatique par les services qu'elle rend au chirurgien. Quoique bien différentes des sutures que nous décrivons dans cet ouvrage, nous devons en parler ici : elles y sont d'autant mieux à leur place que, par les éléments anatomiques sur lesquels elles agissent, il faut les rapprocher de celles que l'on fait dans les tissus à vascularisation la plus dense.

Ces sutures portent sur les canaux nourriciers eux-mêmes.

La question de la suture artérielle en est encore à la période d'expérimentation, mais les résultats sont des plus encourageants ; il faut citer à ce sujet les travaux expérimentaux de Jassinowsky en 1891, celui de Heidenhain en 1895, les deux articles de MM. Jaboulay et Briau parus dans le *Lyon Médical* en 1896 et 1898 où ces expérimentateurs ont apporté des faits de plus en plus concluants, notamment celui de cette carotide d'animal qui, après section complète, fut exactement réunie sans rétrécissement appréciable du vaisseau ; grâce à dix points à la Lembert indépendants qui éversaient les bords de la section de telle manière que l'endartère se trouvait appliquée contre l'endartère.

M. Nové-Josserand a eu l'occasion de pratiquer une suture latérale sur l'artère fémorale; c'est, dit-il, une opération bénigne et facile; le résultat a été satisfaisant, la circulation du membre ne s'est pas modifiée.

La suture veineuse a suscité de nombreux mémoires, notamment ceux de Schede, de Hambourg, le premier en date, puis les thèses de Mayret, d'Erlangen; les expériences de Tikhoff; la Revue de Romme dans la *Gazette hebdomadaire*, 1895; la thèse de Brachet quand Richard de Paris a apporté au Congrès de 1895 deux observations de sutures veineuses; l'une où il s'agit d'un fibro-sarcome du corps thyroïde dont l'ablation nécessita la résection de la veine jugulaire, et où la suture latérale du tronc brachio-céphalique veineux droit faite avec des points de Lembert à la soie fut suivie d'excellents résultats. L'autre où une varice ampullaire de la saphène ouverte provoqua une hémorragie qui nécessita trois sutures profondes à la soie au ras de la veine fémorale qui suffirent à arrêter le sang. D'où cet auteur conclut que quand on est en présence d'une plaie accidentelle ou opératoire d'un gros tronc veineux; la suture des parois de la plaie constitue une ressource chirurgicale des plus efficaces et des plus précieuses.

Si nous arrivons aux indications des sutures hémostatiques ordinaires, nous les trouvons utiles dans une foule de circonstances : d'abord toutes les fois qu'on intervient au milieu de masses musculaires profondes, au cours de quantité d'ablations de tumeurs diverses, et en particulier des cancers du ein comme Reverdin l'a vivement recommandé.

Pour l'hémostase du moignon d'amputation, les sutures

hémostatiques sont encore de mise, quand l'artère attirée par l'opérateur se déchire, ou qu'étant cachée profondément sa recherche s'éternise, ou enfin si la rétraction du bout artériel sectionné rendait la manœuvre au tenaculum longue et difficile. En pareil cas, ces points de suture qui réalisent la ligature médiate ne peuvent que favoriser la cicatrisation des lambeaux en bonne position, car ils luttent par leur situation même contre la rétraction de ces derniers.

Les sutures hémostatiques sur les moignons tendent donc jusqu'à un certain point, à en éviter la conicité.

Si l'on envisage la chirurgie du poumon où tant de choses sont encore discutées, on ne peut être que tout à fait sobre d'indications de sutures hémostatiques, malgré les succès d'Omboni de Crémone, de Tuffier, de Lawson, de Michaux ; quand à côté de la réserve de Péan, on voit les désastres opératoires de tant d'autres.

La chirurgie de l'abdomen au contraire bénéficie hautement de ce procédé d'hémostase. Avant d'en développer l'emploi, nous voulons en indiquer un autre d'un véritable intérêt que signale. Doyen dans un article de la *Presse médicale*, 1897, où il traite des contusions de l'abdomen: « Après laparotomie s'il existe une hémorragie en nappe, dit-il, par rupture du foie ou de la rate par exemple, le meilleur moyen d'arrêter le sang est de diriger sur la plaie viscérale en prenant soin d'isoler les organes voisins avec des compresses stérilisées un jet de vapeur sous pression, d'après la méthode du professeur Sneguireff de Moscou, qui m'a toujours donné d'excellents résultats hémostatiques. »

Quelque brillants que puissent être les succès obtenus

par M. Doyen en employant cette méthode, nous conseil-
lons de se servir aussi de la suture hémostatique, per-
suadé que cette pratique ne sera pas moins heureuse.
D'ailleurs deux sûretés valent mieux qu'une, dans cette
région particulièrement délicate.

On ne saurait trop le répéter, l'hémostase attentive est
ici plus qu'ailleurs la condition de l'évolution aseptique
après les interventions.

Une expérience l'établit avec netteté. Vaterhousse ino-
cule le staphylocoque doré en suspension dans l'eau
distillée sans infecter la séreuse; il y ajoute du sang et
l'animal meurt de péritonite. Le sérum sanguin est la
cause de la prolifération massive du staphylocoque.

Les sutures hémostatiques sont le moyen de choix pour
s'opposer à l'entrée du sang dans la cavité abdominale.

Elles peuvent suppléer à la rupture des ligatures en
chaîne, remédier à l'imperfection des autres.

C'est encore à ce mode de synthèse qu'il faut demander
la réparation des ruptures d'adhérences ainsi que l'arrêt
des suintements en nappe.

Cette foule d'incidents hémorragiques sont à peu près
inséparables de toutes laparotomies pour interventions au
niveau de l'estomac ou de l'intestin. Aussi, qu'il s'agisse
de pyloroplastie, de résection d'appendice ou de gastro-
entérostomie, le surjet hémostatique sera toujours d'un
emploi favorable.

Reverdin a d'ailleurs posé très nettement l'indication
des sutures hémostatiques dans les interventions her-
niaires et Pozzi en parle également à propos des cures
radicales.

Dans la chirurgie du pancréas, l'extirpation des kystes,

qu'on enlève ou non la poche, peut présenter des difficultés sérieuses à l'hémostase. Témoin l'observation XI de la thèse d'Arsène Bas sur les kystes volumineux, où cet auteur signale l'abondance de l'hémorragie et la difficulté à s'en rendre maître.

Quelquefois même les adhérences avec les organes voisins sont telles qu'elles rendent toute intervention impossible, surtout si l'on considère la vascularisation très riche que l'on trouve toujours en pareil cas et la friabilité excessive des tissus.

Toutes circonstances qui, dans le cas d'intervention, militent en faveur des sutures hémostatiques.

Mais on doit bien l'avouer, la profondeur à laquelle il faut opérer quand on touche à cet organe, rend le faufilage hémostatique si difficile, qu'on est parfois obligé d'y renoncer.

C'est ce qui explique que dans deux observations récentes d'Henricius pour ablation de kystes il ne soit fait mention que du thermo-cautère et des ligatures à la soie.

De même, Sandras dans sa thèse sur la chirurgie du pancréas, parle surtout des pinces à pressions, des ligatures vasculaires et du tamponnement à la gaze iodoformée qui évite bien la gangrène de l'estomac pour arrêter les hémorragies intra- ou péripancréatiques ; mais il ne nomme les sutures que pour conseiller la marsupialisation des parois kystiques aux lèvres de la plaie abdominale dans les cas d'hémorragie siégeant dans l'arrière-cavité des épiploons.

Mais cet auteur cite en propres termes la manière d'opérer de Senn pour les abcès purulents :

« Le chirurgien aura soin de suturer d'abord le péritoine pariétal aux bords cutanés de la plaie abdominale afin de protéger du contact du pus les tissus musculaires et connectifs intéressés par l'incision. Dans un second temps, il pratiquera la suture de la plaie pariétale ainsi préparée, au péritoine qui recouvre l'abcès. »

Ce double affrontement de surfaces cruentées très recommandable pour éviter l'infection péritonéale, n'est certainement pas sans avantage au point de vue hémostatique qui nous intéresse surtout ici.

Dans la chirurgie du foie, l'importance autant que la difficulté de l'hémostase paraissent devoir faire demander aux sutures hémostatiques de fréquents secours.

Mais, cependant, si l'on en excepte les interventions où l'on crée des adhérences autour du foie, pour l'évacuation d'abcès ou la fixation de l'organe par l'hépatopexie, les sutures hémostatiques typiques doivent subir bien des modifications pour devenir applicables sur l'organe lui-même à cause de la friabilité et de la consistance même du tissu hépatique.

On peut pourtant, à l'aide d'un gros fil de catgut ne coupant pas le parenchyme et passé assez loin des bords, avec des aiguilles mousses à grande courbure, fermer certaines déchirures et plaies du foie et en favoriser ainsi l'hématose. Pour arrêter le fil de cette suture, il faut le nouer plusieurs fois. On combinerait au besoin ces points avec des tampons de soutien formant une suture enchevillée.

Mais il faut bien le reconnaître, souvent on a des mécomptes avec de telles sutures ; aussi, pour l'hépatectomie partielle, on a donné une foule de procédés que nous ne pouvons que signaler : ceux de Becherelli et Bianchi, de

Mickulicz et Auvray, la série d'anses doubles reliées deux à deux par leurs extrémités sectionnées, de Kousnetoff et Pensky, enfin la ligature élastique de Terrillon.

Nous voulons, pour résumer l'état actuel de la question des sutures hémostatiques du foie, rapporter seulement quelques observations ; la première est de Pozzi qui l'a présentée au Congrès de chirurgie de 1888. Il s'agit de l'ablation d'un kyste du foie :

L'incision est faite sur la ligne médiane en partant à trois travers de doigts au-dessous de l'appendice xiphoïde et aboutissant à l'ombilic. Dès que le péritoine est incisé, on aperçoit la face convexe du foie et l'on voit que l'ouverture tombe juste au niveau et un peu à gauche du ligament suspenseur du foie qui a été très refoulé à gauche. A ce niveau, le kyste est recouvert de substance hépatique, mais au-dessous, sur la face concave, le kyste est à nu, sa paroi est mince, blanchâtre. On le ponctionne et on retire un litre environ de liquide transparent contenant des hydatides. On cherche ensuite à attirer la poche à l'extérieur pour en exciser une partie et fixer le reste à la paroi abdominale. Elle se déchire et il est manifeste que cette manœuvre est impossible.

On se décide alors à essayer de la détacher de ses adhérences au tissu hépatique et à l'extirper complètement pensant que la base d'implantation relativement petite du kyste rendra cette manœuvre peu dangereuse. On incise pour cela le péritoine au niveau des limites du kyste et, procédant à l'énucléation comme pour un kyste du ligament large, on détache peu à peu la poche en procédant avec le doigt recouvert d'une serviette-éponge. Bientôt on est obligé de s'aider de ciseaux courbes maniés à petits coups, des vaisseaux veineux donnent du sang, on les dessèche au thermo-cautère. Une artère volumineuse est liée, quatre autres petites cessent de couler après la compression des pinces. Pour décortiquer la partie supérieure, on doit inciser au thermo-cautère une languette de foie épaisse de deux centimètres.

Enfin on arrive à enlever en totalité la poche intacte. Le lobe gauche du foie présente à ce moment une large échancrure évasée inférieurement, irrégulière, légèrement cautérisée sur presque toute sa surface, qu'on peut évaluer à celle de la paume de la main.

Afin de diminuer l'étendue de cette surface suintante et pour diriger l'action protectrice des adhérences, le chirurgien songe aussitôt à réunir cette plaie très exactement à la partie inférieure, plus lâchement en haut, puis à fixer le tout à la paroi abdominale en laissant à ce niveau un drain.

C'est ce qui fut fait avec un surjet au catgut, passé sur les bords de la plaie et comprenant seulement le revêtement péritonéal plus résistant, avec une petite épaisseur du tissu hépatique. On reconstitue ainsi la forme de l'organe et l'on répare la grande brèche de son bord inférieur.

On fait la toilette exacte du champ opératoire et on referme la plaie abdominale. En passant au niveau du bord suturé du foie, on fixe ce bord et la face convexe de chaque côté de la suture abdominale.

Les sutures sont donc disposées au niveau du foie, de la façon suivante : première suture hépatique allant de la face inférieure à la face supérieure ; deuxième suture de chaque côté de celle-ci, une suture en fer à cheval ouverte en haut, fixant le foie à la paroi abdominale à laquelle elle applique la région où l'on a opéré l'énucléation.

Un gros drain arrive au fond de ce fer à cheval et ressort à un pouce de la partie supérieure de la suture abdominale. Cette dernière suture est faite avec le plus grand soin, selon le procédé que je recommande ; premier surjet au catgut fin, allant de haut en bas (c'est en le passant que le foie est fixé) ; second surjet en continuation du premier, allant de bas en haut et unissant les aponé·vroses, points séparés au catgut fort, réunissant les autres parties molles avec addition de petits points cutanés supplémentaires au catgut fin. Cette suture fait un affrontement parfait, à l'abri des éventrations primitives et tardives. Elle constitue après la cicatrisation un raphé, une sorte de cloison inodulaire, due peut-être en partie à l'action irritative des sutures perdues. Celles-ci sont parfaitement supportées et ne suppurent nullement, pourvu que l'on ait du bon catgut et qu'on observe une rigoureuse antisepsie. Le sujet porteur du kyste hydatique ainsi enlevé ne s'est plaint que d'un peu de douleurs à l'épaule gauche et de quelque oppression ; pendant deux jours sa température est montée à 38 degrés ; quatre jours après il était en pleine convalescence, et obtenait ensuite une guérison complète sans autres incidents.

Terrier qui a publié avec son élève Auvray des travaux expérimentaux sur l'ablation des tumeurs du foie, rapporte l'observation suivante dans les *Bulletins et mémoires de la Société de chirurgie de Paris*. Il s'agit d'une tumeur du foie présentant un volume considérable et pesant 270 grammes.

« Le malade âgé de cinquante ans, présentait au niveau

du bord antérieur du foie, dans la partie correspondante à l'union de l'épigastre et de l'hypocondre droit une tumeur allongée transversalement qui fut regardée comme une néoformation du côlon transverse adhérente à la paroi abdominale.

Tous les symptômes du côté de l'intestin et de l'estomac plaidaient en faveur d'une lésion des voies digestives. Dans tous les cas une opération fut proposée au malade et acceptée par lui vu les douleurs vives qu'il ressentait au niveau de sa tumeur.

L'opération fut faite le 15 juillet 1897, avec l'aide du Dr Maurice Auvray.

Après ouverture de la cavité abdominale on reconnaît bien vite qu'il s'agit d'un carcinome du foie, présentant le volume du poing, et formant une tumeur non pédiculisée et située sur le bord antérieur de l'organe.

De nombreuses adhérences unissaient cette tumeur aux tissus voisins; aussi dut-on commencer par libérer la tumeur, ce qui ne se fit pas sans difficultés. Puis on se décida à en pratiquer l'extirpation, bien que le pronostic de l'affection n'eût rien de bien favorable.

Tout autour de la tumeur, en plein parenchyme sain, on plaça une série de ligatures en chaîne et pour passer les fils à travers le tissu hépatique, d'une face à l'autre du foie, on utilisa l'aiguille courbe à pointe mousse qui sert à placer les fils à ligature du pédicule, lors de l'ablation des kystes de l'ovaire.

Chaque piqûre de l'aiguille ne détermina qu'un faible écoulement de sang.

Ce fut de la grosse soie plate qu'on utilisa pour faire les ligatures en chaîne et chacune des anses formées par les fils, embrassait de trois à quatre centimètres de substance hépatique.

Chacune des anses fut serrée aussi fortement que possible dans le but de déchirer toute la substance hépatique embrassée par elle et de n'étreindre que les vaisseaux.

Pour détacher la tumeur, on se servit du thermo-cautère qui sectionna le parenchyme hépatique immédiatement en avant de la série des ligatures ; on put ainsi enlever le néoplasme qui pesait 270 grammes comme nous l'avons dit.

Sur la surface de section, il s'est produit un très léger suintement sanguin qui céda à un léger attouchement avec le thermo-cautère.

Toutefois en un point, un seul vaisseau probablement artériel donnait un jet de sang assez accusé. Après avoir essayé de le lier, mais en vain, on se décida à le saisir avec une pince à forcipressure qui fut laissée à demeure et assura ainsi une parfaite hémostase.

Pour plus de précaution on appliqua sur la surface réséquée du foie, de la gaze aseptique faisant l'office de tamponnement pour prévenir toute hémorragie en nappe ultérieure.

Les extrémités de cette mèche de gaze stérilisée, la pince à pression placée sur l'artère qui donnait, les extrémités des fils à ligature passaient à travers l'incision abdominale laissée béante à sa partie tout à fait supérieure.

On avait ainsi la possibilité, en cas d'hémorragie secondaire, de porter sur la surface réséquée, soit le thermo-cautère, soit tout autre moyen hémostatique. Ces précautions furent heureusement inutiles.

Le pansement fut complété par de l'ouate ou de la gaze stérilisées, le tout maintenu par une bande de flanelle.

Les suites opératoires furent fort simples ; au dix-neuvième jour, la moitié des fils du pédicule, dont deux anses entre-croisées situées à gauche, tombèrent.

Au bout d'un mois environ, le malade quitta la maison de santé, conservant un petit trajet fistuleux avec le reste des fils placés sur le pédicule.

Ce n'est que le 14 septembre qu'une légère traction permit d'enlever les derniers fils formant une chaîne de trois anses.

L'amélioration des voies digestives était considérable et ce fut surtout le résultat obtenu par l'opération.

Terrier fait suivre son observation des considérations suivantes :

Nous avons vu que la disposition des anses de fil formant chaîne autour de la tumeur avait déterminé une hémostase suffisante, à la condition que ces anses fussent fortement serrées, de façon à sectionner le tissu hépatique et à étreindre seulement les vaisseaux du foie.

On doit veiller à éviter toute discontinuité dans la série des anses passées à travers le foie, ce qui n'est pas toujours très facile, mais ce qui constitue une condition *sine qua non*, pour obtenir une hémostase parfaite.

Grâce à ces précautions, on peut, confiant dans l'absence de tout écoulement sanguin, fermer le ventre et obtenir une très rapide guérison, comme on l'a démontré expérimentalement chez les animaux.

Ces deux longues observations montrent que pour l'hémostase des plaies hépatiques on emploie également avec succès les ligatures en masse ou les sutures perdues ;

nous voulons citer encore quelques faits où les sutures hémostatiques du foie ont donné des résultats encourageants.

C'est d'abord une intervention de M. Poirier, qui remonte à 1892 ; il s'agissait d'un homme atteint d'une tumeur du foie ; on croyait au début à un cancer de l'estomac. Après laparatomie on tombe sur une tumeur de la face convexe du foie qui fut enlevée partie en sectionnant, partie en déchirant ; l'hémorragie abondante qui s'ensuivit fut arrêtée par une suture en croix.

C'est ensuite ce fait que publie Laval dans une revue générale sur les contusions du foie de la *Gazette des hôpitaux*, 1897. Après avoir insisté sur l'importance de l'hémorragie et sur la nécessité immédiate de l'intervention, il conseille la ligature des vaisseaux pour le traitement de la déchirure, s'il y en a de béants, et indique en propre terme la suture de la plaie hépatique, sinon la thermo-cautérisation ou le tamponnement à la gaze iodoformée.

Enfin il existe encore deux communications plus récentes qui nous intéressent, l'une où Paul Carnot propose au lieu de suture d'obturer par un tampon de gélatine les plaies du foie, l'autre où H. Brun, interne des hôpitaux de Paris, rapporte dans la *Presse médicale*, 1898, l'histoire d'une blessure du foie par instrument tranchant. Dans ce cas, grâce à trois sutures en V faites à la soie, comme le conseillent Terrier et Auvray, en passant les fils à 1 centimètre et demi environ de la plaie et en les conduisant sous les surfaces cruentées de façon à bien les affronter, une blessure qui donnait un jet considérable de sang était mise dans l'impossibilité de nuire au blessé qui l'avait présentée.

Vingt jours après, en effet, ce malade sortait guéri. Nous devons ajouter que Manega, dans la *Riforma*, a publié en 1897 un cas identique.

Dans toutes les interventions sur le péritoine génital chez la femme, les sutures hémostatiques perdues rendent les services les plus appréciés pour l'hémostase et nous pourrions répéter ici tout ce que nous avons déjà dit de leurs indications, à propos de la chirurgie de l'abdomen. C'est aussi le lieu de rappeler ce qu'en a dit Pozzi dans la communication que nous avons déjà signalée au cours de notre second chapitre.

Cet auteur, avocat convaincu de l'utilité, pour l'hémostase en gynécologie, des sutures, en conseille l'usage dans toutes les hémorragies en nappe ; dans l'ovariotomie, la salpingotomie, les colpopérinéorraphies, l'hystérectomie ; enfin dans l'ablation des kystes des ligaments larges. Reverdin vante, lui aussi, ce procédé de réunion dans les périnéorraphies. Tout en employant ce mode de synthèse dans ces différents cas pour assurer l'hémostase, M. Poncet y a encore et surtout recours pour assurer avec une parfaite sécurité l'hémostase de ses divers pédicules ; il estime, en effet, qu'il n'est pas de meilleur et plus sûr moyen pour doubler la ligature en chaîne, que le faufilage hémostatique.

Témoin les observations qui suivent :

OBSERVATION I (Collection de M. Poncet).

Kyste de l'ovaire. — Adhérences. — Douleurs. — Ovariotomie.

Virginie A..., cinquante-quatre ans, repasseuse, Montélimar.

Mère morte à soixante-deux ans, père à quatre-vingt-neuf d'hématurie. Frère bien portant.

Personnellement, bonne santé habituelle ; réglée vers quinze ans, assez régulièrement ; mariée à vingt-cinq ans, deux enfants bien portants, un mort à dix mois (la mère a eu pendant qu'elle le nourrissait un abcès du sein et l'enfant mourut de furonculose généralisée).

Migraine mensuelle jusqu'au mois d'août de cette année. A ce moment disparition.

Ménopause à quarante-cinq ans, malaise bien notable depuis un an environ, la malade avait pris le ventre gros et dur ; elle en était incommodée pour se baisser, mais n'éprouvait aucune douleur ; elle n'y fit pas attention.

Au mois d'août, à la suite d'un travail très pénible, elle ressentit brusquement des douleurs dans le ventre, irradiées dans les reins et jusqu'à l'anus. Les douleurs survenaient quand la malade se baissait ou portait un fardeau et duraient jusqu'à ce qu'elle se soit reposée une heure ou plus.

Depuis un mois, elle garde un repos absolu ; malgré cela, dès le moindre mouvement, elle ressent des douleurs très vives qui la déterminent à rentrer à l'Hôtel-Dieu. A son arrivée, elle a marché très vite et nous assistons à une crise de douleurs pendant laquelle la malade a le visage contracté et a peine à retenir ses cris.

A l'examen, on trouve le ventre globuleux très développé, dur ; la circulation veineuse est très accentuée ; l'ombilic n'est pas très distendu.

A la percussion, on trouve de la matité dans toute la région antérieure ; elle ne cesse que dans les parties latérales de l'abdomen où on trouve une zone de sonorité.

En heurtant l'abdomen d'une main, l'autre placée à plat du côté opposé, on sent un choc liquide.

Enfin la palpation profonde est impossible en raison de la tension des parois.

Le toucher ne dénote rien d'anormal, si ce n'est un col situé haut, un utérus en antéflexion et paraissant jouir d'une certaine indépendance avec la tumeur.

Etat général bon, appétit conservé, constipation habituelle. Rien au poumon, rien au cœur, pas de hernie, les jambes ne sont pas enflées.

Ethérisation sans incident. Incision sous-ombilicale de 8 à 10 centimètres. Quelques adhérences de la face antérieure du kyste vers le péritoine pariétal. Par la ponction, issue de 5 à 6 litres d'un liquide brun comme du Porto très visqueux ; pas d'adhérences viscérales. Cette grosse masse évacuée, masse polykystique du volume de deux points ; agrandissement de l'incision pour extraire cette masse demi-solide qui plonge dans l'évivation. Pédicule allongé. Ligature double du pédicule au catgut. Sutures hémostatiques. Les seuls points de sutures abdominaux sont des sutures métalliques.

10 janvier. — La malade sort guérie : elle portera une ceinture hypogastrique.

Observation II (Collection de M. Poncet).

Cancer de l'ovaire droit. — Ascite. — Ablation de la tumeur.

Elisabeth C...., trente ans, Montélimar, entre pour une péritonite.

Elle n'a pas d'antécédents héréditaires dignes de remarque, père et mère bien portants, un frère en bonne santé.

Personnellement, elle s'est bien portée jusqu'à il y a un an. Mariée à vingt-cinq ans, elle a eu une fausse couche il y a dix-hui mois, depuis elle ne s'est jamais bien remise.

Son mari a eu l'année dernière une bronchite qui a duré six mois, a été accompagnée d'hémoptysie et d'amaigrissement considérable.

Depuis un an environ, la malade s'apercevait qu'elle maigrissait un peu et qu'elle perdait ses forces, mais le début de son affection actuelle remonte à deux mois environ. A ce moment, à la suite de chagrins, de fatigues, elle ressentit un malaise général consis-

tant en faiblesse, en lassitude, en même temps que des douleurs
abdominales apparaissaient. Celles-ci devinrent beaucoup plus
vives il y a cinq semaines et obligèrent alors la malade à garder
le repos complet au lit.

A ce moment, elle s'apercevait que son ventre augmentait de
volume et était de plus en plus douloureux à la palpation. Pas de
grandes réactions péritonéales, la malade dit n'avoir jamais vomi ;
pas d'absence de selles, pas de diarrhée, les fonctions intestinales
s'exécutaient assez normalement; pas de troubles du côté de la
vessie.

Naturellement, on constate une augmentation du volume du
ventre qui représente à peu près le volume d'une grossesse de
sept mois. L'augmentation du volume porte plus sur la région
sous-ombilicale que sur la région sus-ombilicale.

La palpation nous révèle une consistance uniformément dure,
mais sans bosselures ni irrégularités.

La fluctuation est mal perçue ainsi que le signe du flot.

A la percussion, matité franche dans toute la région sous-ombilicale, matité remontant même à quatre travers de doigts au-dessus de l'ombilic, sonorité franche dans les flancs.

Poumons. — Obscurité des deux sommets avec retentissement
de la toux. Jamais d'hémoptysies.

3 juin. — Ethérisation. Incision sous-ombilicale. Parois abdominales un peu œdématiées de 5 à 6 centimètres d'épaisseur en
quelques points.

A travers la paroi abdominale épaissie, infiltrée, une grosse
tumeur. La tumeur est entièrement adhérente sur la ligne médiane
au niveau d'une poche se confondant avec le péritoine et qui laisse
s'écouler 1 litre de liquide pourpre, rouge et plus ou moins teinté,
presque purulent à certains moments. On reconnaît une tumeur
en grande partie solide avec prolongement au-dessus de l'ombilic
de cinq à six travers de doigt. La tumeur est rapidement enlassée
entre les lèvres de la plaie, un flot ascitique s'échappe au
dehors

Tumeur rouge très vasculaire, péritoine pariétal tout épaissi
d'un rouge cramoisi, tous les signes d'une péritonite.

Hémorragies en nappe abondantes par les adhérences du péri
toine pariétal ; pas d'adhérences viscérales.

Tamponnement, occlusion de la cavité abdominale avec des ser-
viettes stérilisées.

Sutures hémostatiques du pédicule mises à quatre ou cinq travers de doigts du bord.

Toilette du ventre.

Mickulicz avec pansement iodoformé. Un seul plan de sutures
avec gros fil métallique.

Pas d'incident opératoire.

La tumeur est du volume d'un très gros pois.

OBSERVATION III (Collection de M. Poncet).

Péritonite tuberculeuse. — Laparotomies successives. —
Mort.

Marie S..., âgée de vingt-sept ans, de Boidamont. Mariée, pas
d'enfants. Il y a deux ans, salpingite opérée par la voie abdominale. La poche purulente fut suturée à la paroi. Au bout de huit
mois, le pus se tarissait et la guérison s'effectuait.

Quand la malade commença à se lever, elle vit la peau se soulever au niveau des sutures, surtout pendant les efforts, d'abord
en un point limité, puis, en l'espace de quelques mois, sur toute
l'étendue où on avait pratiqué l'incision.

Actuellement, on voit au-dessus du pubis, sur une étendue de
6 à 7 centimètres, les téguments plissés, ridés, de teinte brunâtre,
se soulever dès que la malade fait le moindre effort.

A ce niveau, la paroi n'a aucune résistance et on peut facilement introduire trois doigts dans la cavité abdominale dont on
déprime la paroi.

Les bords de l'ouverture sont épais, rigides, et sont écartés de
2 à 3 centimètres.

La malade n'a aucun trouble urinaire ni digestif.

Par le toucher vaginal, on trouve l'utérus en bonne position, mais le fond utérin est attiré à droite par une bride résistante.

Le cul-de-sac postérieur est libre, souple, ainsi que le cul-de-sac gauche. A droite, le toucher est douloureux ; on sent un cordon du volume du pouce adhérant à l'utérus et se portant vers la fosse iliaque.

Entrée le 7 décembre ; on pratique l'opération le 10.

Ethérisation. On trouve le pédicule salpingo-ovarien droit au fond de la cicatrice, adhérences épiploïques de quatre travers de doigts. On a dû marsupialiser une poche purulente bacillaire appartenant à la trompe droite. Excision de ces tissus adhérents. Ligatures. Sutures hémostatiques avec catgut. Ovaire droit sans trompe droite, du volume de l'appendice. Pas d'abcès, pas de foyers caséeux, mais granulations tuberculeuses fines semées sur toutes les anses intestinales, recouvrant l'utérus, la trompe, l'ovaire opposés, un verre et demi de liquide ascitique.

Reconstitution de la paroi par triple plan de sutures.

Le soir même apparition des règles.

15 décembre. — Etat général bon, ablation des fils et du drain.

Le 15 janvier, état stationnaire ; il n'y a plus qu'un petit trajet.

Le 27 janvier, à la suite d'un repas copieux, la malade qui se disposait à quitter l'hôpital le lendemain présente des douleurs diffuses dans l'abdomen ; bientôt vomissements alimentaires, bilieux, plus de gaz, ballonnement croissant du ventre.

Le lendemain, lavements répétés et inutiles. Tympanisme. Dyspnée, cyanose des extrémités ; vomissements incoercibles. Injection de sérum artificiel. On diagnostique : occlusion de l'intestin grêle par brides inflammatoires. Laparotomie, dans le douglas on trouve un paquet d'intestin grêle qui n'est encore uni que par des adhérences molles ; on désunit facilement ces anses et le cours des matières se rétablit sous le doigt ; pas d'hémorragie.

Sutures, drainage, Mickulicz.

L'intervention a duré douze minutes.

La malade réveillée n'a survécu que deux heures.

Oservation IV (Collection de M. Poncet).

Kyste dermoïde du ligament large yauche.

Maxime D..., âgée de trente-sept ans, née à Turin, demeurant à Lyon, entre à la clinique le 22 mars 1898.

Bonne santé antérieure; règles toujours régulières, mariée sans enfant.

Il y a deux ans, la malade a remarqué que son abdomen augmentait de volume insensiblement. L'année dernière des douleurs gastriques avec nausées, vomissements et anorexie ont commencé à se produire.

Depuis deux mois, elle se plaint de constipation; en même temps, les mictions sont devenues plus fréquentes. A peu près à la même époque, des douleurs se sont produites dans le flanc gauche; ces douleurs survenaient à assez long intervalle et s'irradiaient dans les lombes.

Il y a trois semaines, elle a eu la grippe, et à ce moment les vomissements devinrent plus abondants, elle souffrait de douleurs gastriques très violentes. A différentes reprises, elle eut des palpitations de cœur.

Actuellement, l'abdomen de la malade est volumineux, un peu plus saillant à gauche qu'à droite. On ne voit pas de vergetures sur l'abdomen. A la palpation on délimite une tumeur volumineuse, remontant sur la ligne médiane à 2 cm. 50 environ au-dessus de l'ombilic. Cette tumeur est nettement arrondie, lisse; on la mobilise facilement. Elle est mate dans toute son étendue. Dans les flancs, on trouve de la sonorité. La fluctuation est manifeste.

La sensation de flot est un peu obscure.

Au toucher vaginal on sent le col utérin refoulé à la partie postérieure. Il est petit, dur, le fond utérin est également refoulé en arrière. Le cul-de-sac antérieur est distendu par la tumeur.

Le toucher combiné avec la palpation abdominale donne la sensation de flot. L'auscultation ne traduit aucun bruit anormal. La
malade se plaint de constipation opiniâtre. Les mictions sont
depuis quelques jours un peu plus fréquentes. Il n'y a pas d'œdème
des jambes.

20 mars. — Ovariotomie. Éthérisation laborieuse par suite de
mucosités abondantes. Après l'incision abdominale, tumeur dure
très tendue. Ponction, le kyste se vide en totalité; liquide d'apparence purulente à teinte verdâtre. Les trois quarts du kyste vidés
sont facilement amenés au dehors, le quart inférieur est fixé profondément. On finit par voir la partie inférieure du kyste enclavé
dans le ligament large gauche. On ne pousse pas la décortication
jusqu'au bout, incision de veinules très nombreuses. Pédiculisation, ablation avec l'ovaire. Sutures hémostatiques et surjet de la
tranche du pédicule. Ligature sous-jacente avec catgut. Un seul
plan de sutures métalliques. Pas d'incidents opératoires.

9 avril. — Premier pansement, on enlève les fils; la plaie est
tout à fait cicatrisée. La malade va bien.

OBSERVATION V (Collection de M. Poncet).

Appendicite à rechute. Ablation.

Henri O..., quatorze ans, de Saint-Laurent-du-Jura, entré à la
clinique le 25 mars 1898. A une mère atteinte de bronchite chronique et quatre frères ou sœurs morts en bas âge de maladies
inconnues.

Dans ses antécédents personnels, on ne trouve ni fièvres infan-
tiles, ni maladies graves; mais seulement quelques ganglions sous-
maxillaires non suppurés.

Depuis six mois, le malade a remarqué qu'il souffrait parfois du
ventre; les douleurs non localisées duraient plusieurs jours,
étaient peu intenses et ne s'accompagnaient d'aucun autre phénomène, pas de constipation. Ces douleurs lui survenaient sans cause
aucune, l'appétit était conservé.

Le 5 février dernier, un médecin fut appelé et nous donna les renseignements suivants : dans la nuit précédente, le malade a ressenti une douleur aiguë au milieu de la fosse iliaque droite survenant brusquement et s'exagérant à la pression. La veille, l'enfant était allé deux fois à la selle d'une façon normale. Vomissements fréquents porracés, non fécaloïdes; le médecin n'a pas constaté d'empâtement dans la fosse iliaque droite; température = 39 degrés. On porte le diagnostic d'appendicite, le ventre, d'abord rétracté, devient ballonné. Traitement institué : huile de ricin, pilules d'extrait thébaïque, injections de morphine, sangsues, puis glace sur le ventre, champagne. lait, bouillons glacés.

Bientôt la douleur se généralise et s'étend à tout l'abdomen. Au bout de quelques jours, la fièvre s'apaisa, et, au bout de quinze jours, les douleurs abdominales et les vomissements cessèrent. La douleur dans la fosse iliaque droite persiste à la pression et il existe un empâtement très étendu; le malade prend une alimentation uniquement liquide, et, au bout de quelques jours, l'empâtement disparaît; mais il persiste de la constipation chronique; trois jours après, nouvelle crise à 10 heures du soir : douleurs abdominales très intenses, vomissements porracés moins abondants, mêlés de sang, il eut même un vomissement fécaloïde. La langue est desséchée; on donne de l'opium en piqûres et en pilules; amélioration au bout de trois jours. Pas de fièvre à la température rectale.

Depuis lors, le malade va bien; il est habituellement constipé et ne va du ventre qu'avec des lavements.

Actuellement le malade ne souffre pas ; il va bien, mange avec appétit ; constipation habituelle.

L'exploration abdominale ne révèle pas de point de Mac Burney, pas d'empâtement dans la fosse iliaque droite; pas de zone de matité franche, mais en certains endroits, il existe des placards de submatité. Le ventre est dur, ballonné, non douloureux.

Toucher rectal négatif ; on constate seulement un peu de coprostase.

Le malade ne tousse pas.

Rien aux poumons. Urines, ni sucre ni albumine.

29 mars. — Chloroformisation. Laparotomie iliaque. Cæcum adhérent au péritoine pariétal ; pas de liquide, quelques adhérences peu résistantes de divers côtés ; le cæcum est aisément amené au dehors ; appendice facilement découvert, tombant sur la face postéro-interne du cæcum, il en suit donc le tiers supérieur ; pour le détacher commodément, section entre deux pinces près de son embouchure cæcale. Disjonction facile de cæcum et bout sectionné du méso entre pinces, ensuite sutures hémostatiques du méso.

L'appendice a un épaississement grisâtre dans ses deux tiers inférieurs ; il forme un cordon dur du volume d'une petite plume d'oie dont le dernier tiers est comme turgide.

A la coupe, muqueuse tomenteuse, portion rétrécie avec calcul au-dessous.

Suture de la section de l'appendice après cautérisation.

Les opérations sur l'appareil génital de l'homme donnent aussi de fréquentes occasions à l'emploi de sutures hémostatiques ; c'est ainsi que Reverdin conseille leur usage dans la taille hypogastrique et la cure radicale pour hydrocèle. Quand au cours de la néphrotomie on unit le rein divisé par un premier plan de sutures profondes au catgut, ne réalise-t-on pas des sutures hémostatiques au premier chef ? Enfin, nous signalons les deux observations suivantes qui témoignent de l'emploi que M. Poncet en fait dans sa pratique.

OBSERVATION VI (Collection de M. Poncet).

Phymosis serré congénital. — Adhérences sous-préputiales. Circoncision.

Antoine T..., comptable, quarante-neuf ans, Neuville-sur-

Saône (Rhône), n'a rien pu donner comme renseignements héréditaires ; il est marié et père d'un enfant bien portant. Le malade n'a pas eu d'affection sérieuse jusqu'à ce jour. Il entre à l'Hôtel-Dieu avec un phymosis qui le gêne pour la miction ; il affirme n'avoir jamais pu relever la peau du prépuce sur le gland ; ceci n'a pas eu d'inconvénient pour lui jusqu'à il y a trois mois environ ; à partir de ce moment, il s'est aperçu d'un peu de difficulté quand il urinait, puis il a présenté un certain degré de balanite sous-préputiale, qui est venue augmenter encore la gêne des mictions, c'est pourquoi il s'est décidé à venir se faire opérer.

A son entrée, il présente un phymosis assez serré qui empêche absolument de ramener le prépuce en arrière.

A l'incision du prépuce, on trouve en haut et à gauche une adhérence marquée au niveau du sillon préputial, laquelle est détruite au bistouri ; la petite excoriation qui en résulte sur le gland donne assez pour nécessiter une suture hémostatique, trois points en surjet suffisent pour arrêter l'hémorragie à ce niveau. On se contente de la simple compression pour les autres surfaces qui donnent ; le malade opéré est pansé et ramené à son lit.

Le soir, une hémorragie apparaît au niveau de la plaie ; à l'ouverture du pansement, on constate une hémorragie au niveau de l'artère, du filet et des surfaces cruentées du prépuce ; les points où le surjet hémostatique ont porté sont exsangues ; l'hémorragie cède d'ailleurs facilement, grâce à un fil de ligature et à quelques coups de thermo-cautère ; elle se renouvelle cependant le lendemain où les mêmes moyens employés à nouveau en ont définitivement raison.

Le malade sort guéri.

OBSERVATION VII (Collection de M. Poncet).

Épithéliome de la verge. — Amputation.

Léon P..., soixante-dix ans, serrurier à La Pallice. Antécédents héréditaires : un frère mort d'une affection testiculaire à vingt-sept ans (peut-être tumeur), pas d'autres antécédents notables.

Antécédents personnels : pas de maladie antérieure grave ; phymosis congénital assez accentué, le gland était tout à fait recouvert, pas de maladies vénériennes, pas d'alcoolisme.

Il y a deux mois, douleurs pour uriner et gonflement du fourreau de la verge du côté gauche. La tumeur augmente petit à petit. Le malade vit un médecin qui prescrivit des soins de propreté.

Actuellement on constate une tumeur du fourreau de la verge, dure, ulcérée, infiltrée sur une hauteur de 4 centimètres environ ; le gland, incomplètement recouvert, paraît indemne. On sent de chaque côté de la verge de petites traînées lymphatiques, dures ; les ganglions inguinaux sont engorgés, surtout du côté gauche. Le malade urine facilement, mais chaque miction est douloureuse quand l'urine est au contact de l'ulcération.

Il existe dans la région sous-maxillaire droite un ganglion de consistance assez molle que le malade a eu toute sa vie. Pas d'adénopathie sus-claviculaire. Urines, pas d'albumine.

Opération. — Amputation de la verge au ras; suture hémostatique des corps caverneux ; incision médiane du canal et suture à la peau.

Pas d'hémorragie ; le malade va bien ; on lui ôte ses fils trois jours après l'opération. Dix jours après, le malade quitte le service; il urine bien, la plaie est presque complètement guérie.

Il reste environ 2 centimètres de verge.

Ce n'est pas sans intention que nous avons reculé jusqu'ici ce qui concerne la chirurgie de la rate. Nous sommes en effet, avec cet organe, en présence d'un tissu très vasculaire, qui, après ablation, nous offre une loge suintante et un gros pédicule dont l'hémostase est également difficile; toutes circonstances qui rappellent, d'une façon frappante, ce que l'on trouve à la région thyroïdienne; par ces analogies, la splénectomie devait donc être mise tout à côté de la chirurgie thyroïdienne, pour ce qui est des sutures hémostatiques.

Si l'on consulte la revue générale sur la splénectomie publiée par Vanverts dans la *Gazette des Hôpitaux*, 1898, on voit qu'il insiste en ces termes sur la section et ligature du pédicule :

« On ne saurait prendre trop de soin à assurer son hémostase parfaite avant de la sectionner. Une ligature en chaîne à la soie peut ne pas suffire, car la constriction serrée du pédicule est souvent impossible, en raison de la résistance qu'apporte la longue insertion de ce pédicule sur la rate.

« Aussi est-il peut-être préférable de se débarrasser de cet organe après avoir placé, sur son pédicule, une série de clamps qu'on remplace ensuite par de la soie. »

Nous n'avons pas besoin d'ajouter que c'est là une des indications de choix du faufilage au catgut hémostatique, qui, pour ne parler que d'un de ses avantages, est incomparablement plus vite passé que les points à la soie, dont parle Vanverts.

Puis cet auteur ajoute, parlant de la revision de la loge splénique : « Cette revision destinée à assurer une hémostase complète, au niveau de la loge splénique et du pédicule, doit être faite avec soin, surtout quand on a déchiré des adhérences périspléniques. »

Peut-on ne pas rapprocher ceci du passage de la thèse de M. Bérard, cité plus haut, où, parlant de l'énucléation massive du goitre, il décrit la façon d'appliquer le surjet hémostatique à la capsule doublée des débris du parenchyme qui saignent ?

Sur douze cas de splénectomies citées par Jonnesco, au

Congrès de Moscou, 1897, cet auteur rapporte trois faits d'hémorragies graves.

L'un au niveau du ligament phréno-splénique à la fois très court et très vasculaire, l'autre au niveau de la loge splénique elle-même, le troisième compliqué d'ouverture de la plèvre qui s'est terminé par la mort.

Il y a donc un quart des cas de splénectomie où l'hémostase présente de réelles difficultés.

Jonnesco le reconnaît lui-même quand, parlant de l'hémostase comme quatrième temps de l'opération, il dit : « Ce temps peut être long et laborieux; on doit examiner soigneusement la vaste loge où se trouvait la rate et dont les parois saignent sur toute leur étendue. »

Puis il continue indiquant ainsi l'emploi des sutures hémostatiques perdues : « Quelques pinces sur les vaisseaux qui saignent et surtout des *sutures perdues* à l'aide de l'aiguille de Reverdin pour fermer les plaies de la paroi abdominale produites par la déchirure des adhérences, et la suture des plaies du diaphragme et de la plèvre quand elles se sont produites suffisent pour arrêter cette hémorragie en nappe. »

« Alors même que des adhérences anormales n'ont pas existé et que le diaphragme n'a pas été touché, on trouve un point qui saigne et qui doit être bien connu. Ce point, situé profondément sur le pilier du diaphragme vers la colonne vertébrale est mis en évidence en attirant vers la droite l'estomac et les intestins et en éclairant de cette façon la vaste cavité sous-diaphragmatique. Cette surface saignante est due à la destruction du ligament phréno-splénique. Quelques points séparés, réunissant les deux lèvres péritonéales qui bordent cette surface sai-

gnante, sont suffisants pour constituer une bonne hémostase. »

On achève de voir, par cette partie de la communication de Jonnesco, combien cet auteur est partisan de l'emploi des sutures pour l'hémostase et combien aussi leur
usage est précieux, après l'extirpation de la rate.

DEUXIÈME PARTIE

Reste à examiner l'emploi le plus fréquent des sutures
hémostatiques : leur usage dans l'hémostase de la chirurgie thyroïdienne.

Reverdin se contenta d'en signaler l'utilité dans sa
communication citée plus haut pour les ablations de goitre,
et trois ans ne s'étaient pas écoulés (notre première observation est de 1891) que M. le professeur Poncet com-
mençait déjà à appliquer méthodiquement ce procédé à
toutes les interventions de la chirurgie thyroïdienne,
où il éprouvait quelques difficultés à se rendre maître du
sang.

Qu'il se trouve en présence d'un goitre charnu ou kystique, qu'il ait à pratiquer une strumectomie ou une thyroïdectomie partielle, qu'il s'agisse enfin d'une énucléation, qu'elle soit sous-capsulaire, intra-glandulaire ou massive, dès que l'hémorragie devient menaçante, M. Poncet
a recours aux sutures hémostatiques.

C'est en effet, dans cette région éminemment vasculaire
où le voisinage de la trachée empêche la compression
qu'on apprécie le plus leur emploi.

Les longues citations des travaux de MM. Reverdin, Bérard et Daurand, que nous avons données au cours de notre historique, nous dispensent d'ailleurs d'insister ici à nouveau sur l'excellence des indications des sutures hémostatiques dans les interventions au niveau du corps thyroïde.

M. Poncet qui les y emploie journellement n'a eu qu'à se louer de leur usage comme le prouvent les nombreuses observations suivantes :

OBSERVATION VIII (Collection de M. Poncet).

Goître hémorragique.

Louise F..., âgée de trente-quatre ans, ménagère à Saint-Claude (Jura), entrée le 18 juin 1891, sortie le 20 juin 1891.

Rien à noter du côté de l'hérédité.

La malade a toujours joui d'une assez bonne santé.

On ne trouve pas d'affection grave dans ses antécédents, cependant elle nous dit qu'elle a toujours été nerveuse et que depuis longtemps elle souffre parfois de palpitations.

Elle présente un goître qui a commencé à se développer vers l'âge de dix-sept ans. Le développement s'est fait peu à peu, sans brusque poussée ; pourtant la tumeur augmentait un peu pendant les règles. La malade a eu deux accouchements à terme et trois fausses couches ; elle n'a pas remarqué que sa tumeur augmentât après chaque parturition.

Actuellement elle présente un goître du volume du poing, développé exclusivement dans le lobe droit du corps thyroïde. La tumeur forme au côté droit du cou une forte saillie, par laquelle le sterno-cléido-mastoïdien paraît aplati ; cette tumeur se prolonge latéralement vers les parties profondes, en soulevant les vaisseaux on sent nettement la carotide battre en avant d'elle.

Le larynx n'est pas déplacé ; la respiration n'est pas gênée, la voix est normale. Pas de prolongement rétro sternal.

La tumeur forme une masse ovoïde, fluctuante, la fluctuation se transmet dans tous les sens ; elle est cependant assez profonde ; il paraît y avoir un kyste unique enveloppé d'une certaine épaisseur de tissu glandulaire.

La tumeur ne présente pas de battement.

L'état général est assez bon, à part les troubles nerveux signalés plus haut. On paraît se trouver en face d'un goitre exophtalmique.

Les yeux présentent un exorbitisme assez considérable ; il y a des palpitations. Nous ne constatons cependant pas de tremblement, ni de tachycardie, pas de souffle cardiaque.

12 juin. — Opération. Incision de 12 centimètres selon le grand axe de la tumeur.

Le sterno-hyoïdien étalé en avant de la tumeur est sectionné.

Arrivé sur le lobe droit du corps thyroïde, M. Poncet l'incise ; après avoir coupé 4 ou 5 millimètres de tissu thyroïdien, le bistouri pénètre dans un kyste plein de sang, en partie liquide et en partie coagulé. Ce kyste est énucléé avec la plus grande facilité ; il a le volume d'un œuf d'oie.

Après son ablation, les parois de la cavité donnent une hémorragie très considérable, qu'on arrête facilement, en plaçant deux ou trois ligatures sur les points qui donnent le plus.

On complète l'hémostase par une suture en étages de la poche.

Par-dessus, sutures des lèvres cutanées, drain à l'angle vif de la plaie.

OBSERVATION IX (Thèse de M. Bérard).

Goitre kystique. — Enucléation intraglandulaire. —
Fièvre thyroïdienne. — Guérison.

Maria M..., trente et un ans, de Chevagny (Saône-et-Loire), entrée le 3 mars 1893 à la clinique pour un goitre ayant débuté à

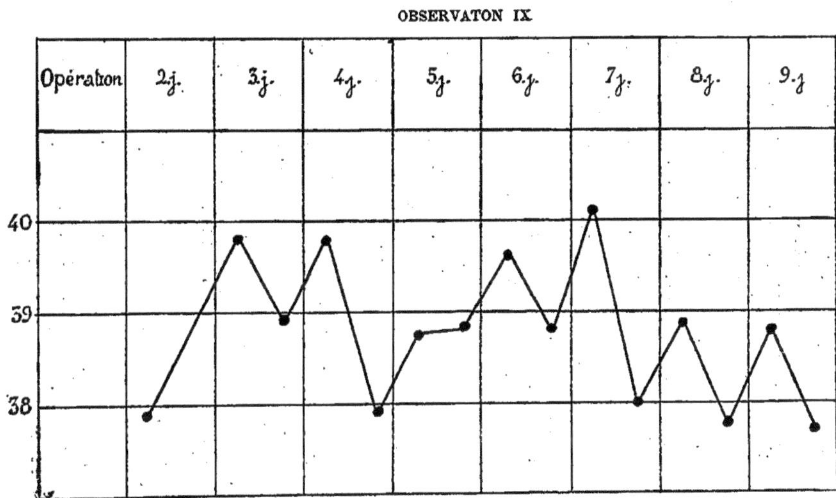

Opération
2.j.
3.j.
4.j.
5.j.
6.j.
7.j.
8.j.
9.j
40
39
38

quinze ans, au niveau du lobe gauche et qui depuis a grossi continuellement avec poussées au moment des grossesses (six enfants).

Actuellement la tumeur a le volume d'une grosse orange, sans dilatation, consistance rénitente.

Tour de cou = 41 centimètres.

Larynx rejeté à droite. Dyspnée d'effort et gêne légère de la déglutition.

Enucléation intraglandulaire, le 7 mars, par M. Poncet.

Simple, peu de sang, sutures hémostatiques au catgut.

Suture superficielle ; petit drain.

Malgré une évolution des plus satisfaisantes de la plaie et un état général excellent, la température se maintient pendant sept jours autour de 39 degrés et atteint 40 degrés.

La malade part guérie le 24 mars 1893.

OBSERVATION X (Th. de M. Bérard).

Goitre plurinodulaire du lobe gauche. — Enucléation.
Guérison.

Marie F..., trente-cinq ans, institutrice à Romans, entre à la clinique le 22 mars 1893.

A l'âge de vingt-sept ans elle a eu un goitre rapidement gros et gênant pour la phonation. Un médecin consulté au bout de quelques mois pratiqua trois ponctions: la première ramena un liquide chocolat, la deuxième un liquide moins épais, la troisième un liquide citrin. Cette dernière ponction, suivie d'une injection de teinture d'iode amena la disparition de la tumeur dont on ne retrouve comme trace qu'une petite masse dure du volume d'une amande dans le lobe droit. L'an dernier, réapparition d'un goitre, mais dans le lobe gauche où il constitue une masse rénitente remontant derrière le cartilage cricoïde et plongeant en bas derrière la fourchette sternale.

Pas de déviation de la trachée, quoique la malade accuse une

OBSERVATION X

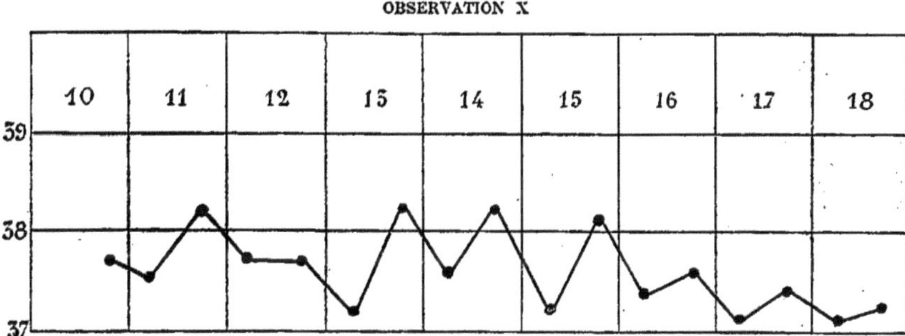

certaine gêne de la respiration et de la dysphonie. Déglutition également gênée.

Au laryngoscope pas de paralysie des cordes.

Opération le 1er avril.

Le lobe gauche est occupé par trois noyaux goitreux dont deux solides et un autre kystique du volume d'une noix qui sont extirpés par énucléation intraglandulaire simple.

Pas d'hémorragie notable ; faufilage de la coque.

Guérison : mais pendant six jours température entre 38 et 39 degrés.

Quitte le service au bout de huit jours.

La malade nous a donné par lettre de ses nouvelles, le 7 octo-1896.

Le lobe droit qui avait été ponctionné et injecté a conservé le volume qu'il avait en 1893 ; le lobe gauche au contraire, n'est plus perceptible.

Cicatrice peu visible.

Bon état général.

Observation XI (Th. de M. Bérard).

Goitre polykystique plongeant. — Enucléation sous-capsulaire. — Guérison.

Marie L...., quarante-deux ans, de La Batie-Rollat (Drôme), entrée à la clinique le 13 novembre 1893 pour un goitre intéressant le lobe droit, et dont elle est porteur depuis huit ans à la suite de plusieurs couches laborieuses.

Depuis un an, la tumeur a augmenté considérablement de volume déterminant de la dyspnée, des palpitations et des troubles de la phonation ; dès que la malade a parlé quelque temps, elle est subitement prise d'aphonie.

Parfois douleur spontanée dans la tumeur avec irradiations du côté de l'oreille.

La tumeur est arrondie, saillante, du volume d'une mandarine et plonge derrière le sterno-cléido-mastoïdien droit. De consistance dure, elle dévie un peu à gauche la trachée et plonge un peu à sa droite derrière le sternum.

17 novembre. — Incision en partant de l'os hyoïde.

Luxation faible de la corne supérieure du lobe droit, qui porte à moitié énucléé un kyste du volume d'une noix, facilement dégagé avec le doigt.

Faufilage de la poche pour en faire l'hémostase. L'extrémité inférieure du lobe droit s'engage derrière le sternum ; amené en haut et au dehors, elle présente aussi un kyste du même volume que le précédent, affectant une disposition aussi superficielle par rapport au tissu thyroïdien.

Enucléation aussi simple, suture hémostatique de la poche. Petit drainage à la gaze iodoformée ; suture métallique.

Trachée non déformée un peu molle.

Pendant plusieurs jours, la température reste entre 37°6 et 38°5, la malade a de la douleur à la déglutition et ne parle pas mieux.

Part guérie le 1er décembre 1893.

Guérison maintenue en 1896.

OBSERVATION XII (Collection de M. Poncet).

Goitre médian assez gros sans gêne respiratoire.
Enucléation intraglandulaire.

Françoise S..., âgée de quarante-cinq ans, née à Yenne (Savoie), entrée le 10 novembre 1893, sortie le 4 décembre.

Antécédents héréditaires. — Père mort d'hémorragie cérébrale à l'âge de soixante quatorze ans ; mère morte à quarante et un ans, de suites de couches. Ni l'un ni l'autre n'avaient le goitre.

Rien chez les collatéraux.

Cette femme a toujours eu une excellente santé. Réglée à quatorze ans, ménopause depuis dix-huit ans, pas d'enfant.

Habite Lyon depuis trente ans, a passé seulement les premières années d'enfance, jusqu'à quatorze ans, à Yenne, où paraît-il on ne connaîtrait pas de goitreux parmi les habitants.

A Lyon cette femme n'a jamais habité que les Terreaux et les Brotteaux.

Il y a neuf ans, elle s'aperçut de l'existence d'une petite tumeu du volume d'une noisette, logée à la base du cou et sur la ligne médiane. Le développement de la tumeur s'est fait lentement, pendant plusieurs années ; depuis un an seulement elle a atteint le volume du poing d'un adulte; et même depuis quelques semaines la malade remarque en boutonnant ses vêtements que l'accroissement est assez rapide pour avoir le cou serré par ses vêtements.

Cette tumeur n'a jamais entraîné d'accident ; jamais de dyspnée, de palpitations de cœur, de modification de la voix, pas de dysphagie, pas de douleur locale.

Rien d'anormal du côté des yeux ; pas de trouble nerveux.

Pendant quinze jours la malade a fait des applications de pommade iodée sur son goitre.

Actuellement cette femme qui ne présente aucune tare viscérale apparente, ni de malformations, est porteuse au cou d'une tumeur arrondie, saillante, siégeant à la région antérieure, depuis le cartilage thyroïde jusqu'à la fourchette sternale et masquant complètement la trachée.

Cette tumeur, dont la consistance est variable suivant les points, dure à sa portion supérieure, rénitente, même fluctuante sur ses côtés latéraux, est indolore à la pression. Elle suit facilement les mouvements d'ascension et de descente de la trachée dans la déglutition. Elle est un peu mobile sur les parties profondes.

Latéralement elle s'étend jusqu'aux deux sterno-cléido-mastoïdiens qui sont un peu refoulés en dehors et en arrière.

A part la saillie arrondie proéminente formée par la tumeur, pas de déformation de la région.

A noter un peu de tachycardie, sans lésion du cou. Le pouls est entre 80 et 00.

18 novembre 1893. — Ethérisation, longue incision médiane.

Enucléation facile de la tumeur recouverte en quelques points d'une couche de tissu thyroïdien de 3 à 4 millimètres d'épaisseur.

Hémorragies en nappe facilement arrêtées par huit sutures faufilées avec catgut, pas de ligatures.

Pas de déformation de la trachée.

Drainage par la gaze iodoformée.

Sutures métalliques. Poids de la masse enlevée 360 grammes.

11 décembre. — La malade a été pansée deux fois depuis l'intervention. Premier pansement huit jours après, ablation des fils métalliques superficiels, extraction de la gaze iodoformée. Au-dessus de la fourchette sternale persiste une ouverture arrondie (gaze iodoformée). Réclinaison des deux lèvres au-dessus. Pas de pus.

Deuxième pansement avant le départ, la cicatrisation est définitive, pas de douleurs locales, pas de troubles fonctionnels. Le cou est esthétiquement parfait de forme.

OBSERVATION XIII (thèse de M. Daurand).

Goitre médian. — Strumectomie.

Marie V..., entrée à Sainte-Anne le 5 mars 1894, est porteuse d'un goitre médian. Rien à l'hérédité, la mère n'a pas de goitre, pas de frère ni de sœur.

Les antécédents personnels se résument en troubles nerveux, dyspeptiques et cardiaques dus à l'anémie dont la malade fut atteinte à l'âge de neuf ans; elle souffre encore à l'heure actuelle de la chlorose, peut-être due à du surmenage physique. Cette jeune fille travaille onze heures par jour.

Menstruation depuis deux ans irrégulière, peu abondante depuis deux ou trois mois.

C'est à l'âge de dix ans environ que la malade s'est aperçue que son cou grossissait; à noter qu'il n'existe pas de goitre dans le pays qu'elle habite, Bessenay et Sain-Bel.

Le développement du cou s'est fait insensiblement, très marqué sur la ligne médiane et à la partie inférieure du cou ; cet accroissement serait plus prononcé, plus rapide depuis cinq ou six mois.

Par sa présence, la tumeur ne paraît pas avoir entraîné de souffrances bien marquées : en effet, la malade peut respirer, avaler sans gêne locale. Sa voix n'a jamais été modifiée dans son timbre ou son intensité. Dans la marche, dans les efforts, elle éprouve assez souvent de la dyspnée, qui peut être mise sur le compte de la chlorose, de même que les palpitations du cœur dont elle se plaint.

On ne note d'ailleurs pas d'autres symptômes. Cette jeune fille a suivi un traitement iodo-ioduré sans succès. Récemment, le Dr Michel (de l'Arbresle) a ponctionné son goitre dont il est sorti un liquide clair.

État local. — Sur la partie médiane du cou et empiétant sur les faces latérales jusqu'à déborder en arrière les sterno-cléido mastoïdiens, existe une tumeur demi-arrondie saillante, appuyée en bas sur la fourchette sternale, qu'elle ne semble pas dépasser.

Cette tumeur non adhérente à la peau remonte jusqu'au niveau du cartilage thyroïde. Elle est peu mobile et ne suit que les mouvements d'ascension ou de descente de la trachée dans la déglutition. La consistance est molle, fluctuante, et avec deux doigts on obtient nettement la fluctuation ; elle est indolore à la pression.

Opération le 8 mars 1894. Énucléation d'une poche unie, gris blanchâtre, contenant 60 à 80 grammes d'un liquide jaunâtre.

Énucléation faite rapidement après évacuation de la poche par ponction. Muscles étalés sous forme d'une couche très mince au-devant du kyste. Peu d'hémorragie. Faufilage hémostatique du tissu thyroïdien. Suture intradermique

22 mars. — Guérison complète après trois pansements (ablation des fils le quatrième jour, du drain le sixième). Cicatrice linéaire à peine visible.

OSERVATION **XIV** (collection de M. Poncet).

Goitre médian, 180 grammes. — Énucléation.

Delphine E..., quarante ans, née à Collonges (Ain), entrée le 2 avril 1894, sortie le 16.

Cette malade entre à l'Hôtel-Dieu pour un goitre. Elle ne connait personne parmi ses parents qui soit atteint de la même affection, mais il y aurait plusieurs cas dans son pays.

Le début remonterait à quinze ans environ, et a augmenté progressivement de volume, malgré toutes les médications employées (application d'iode, iodure à l'intérieur).

Actuellement la malade se présente avec une tumeur du volume d'une orange, occupant à peu près la ligne médiane du cou, elle est plus développée du côté gauche, où elle s'étend en arrière jusqu'au sterno-cléido-mastoïdien.

En haut elle atteint le bord inférieur du cartilage thyroïde, et en bas la fourchette sternale. A la surface, la peau a son aspect normal, elle glisse librement sur la tumeur. Celle-ci est adhérente aux plans profonds et suit les mouvements du larynx pendant la déglutition. La surface est uniformément lisse. La consistance est également uniforme. Partout on a une sensation de fluctuation, ou pseudo-fluctuation.

Le conduit laryngo-trachéal ne semble pas dévié; du reste la malade n'a jamais été gênée pour respirer et n'a jamais eu d'accès de suffocation.

Les autres organes vasculo-nerveux du cou ne subissent pas davantage de compression.

Pas de trouble de vue, pas de gêne de la déglutition. La malade dit, du reste, n'être aucunement gênée par sa tumeur dont elle ne craint que l'accroissement. Circonférence du cou : 38 centimètres.

5 avril. — Opération. Incision médiane unique, muscles étalés au-devant de la tumeur. Couches musculaires épanouies sous forme de véritables aponévroses. Luxation facile entre les lèvres de la plaie, grosses veines à la surface. Décortication facile; les bords de la poche mesure 1 millimètre environ d'épaisseur. Hémorragies en nappe, peu abondantes; trois sutures au catgut; trois pinces hémostatiques sont laissées à demeure.

7 avril. — Ablation des pinces, légère hémorragie arrêtée facilement par compression.

11 avril. — Ablation du fil de soie en surjet. De la gaze iodo-

formée est insinuée dans l'angle inférieur de la plaie, entre deux points de suture métalliques.

16 avril. — Ablation des deux points inférieurs. Guérison.

OBSERVATION XV (thèse de M. Bérard).

*Enorme goitre polykystique avec troubles respiratoires et pho-
nateurs. — Thyroïdectomie partielle gauche. — Enucléation massive droite. — Guérison.*

Philomène M..., vingt-six ans, Saint-Joseph-des-Baumes (Ardèche), entrée à la Clinique le 30 avril 1894.

Jeune femme robuste, mais à développement intellectuel incomplet, est porteur depuis l'âge de deux ans d'un goitre qui, jusqu'à dix-huit ans, ne détermina aucun trouble fonctionnel; mais à partir de cette époque, causa peu à peu des troubles de déglutition, puis des troubles respiratoires avec accès de suffocation, vers l'âge de vingt-trois ans. Depuis deux ans, non seulement sa voix est goitreuse, mais la malade bégaie.

Actuellement, tumeur volumineuse à contours généraux arrondis, mais avec développement plus considérable à gauche, étendue de l'os hyoïde à la fourchette sternale. Tour de cou : 56 centimètres, mobilité sur les parties voisines. Suit les mouvements du larynx. A gauche, la consistance est partout rénitente, presque fluctuante, à droite, on perçoit au contraire au palper des masses dures interposées entre des points kystiques.

Gros vaisseaux refoulés en dehors et en arrière peu perceptibles.

8 mai. — Opération, anesthésie à l'éther.

M. Poncet pratique une incision cruciale sur le milieu du goitre. Il dissocie à la sonde cannelée et dégage facilement avec le doigt les muscles sous-hyoïdiens étalés et un peu adhérents en avant du goitre, sans déterminer d'hémorragie notable.

La masse gauche dégagée est soulevée et libérée vers la droite jusqu'à la trachée. Dans ces manœuvres, jet artériel en haut et à gauche, provenant probablement de l'artère thyroïdienne supérieure, est arrêté par deux pinces hémostatiques. Le goitre est ensuite libéré de la face antérieure et de la moitié droite de la trachée avec la pointe du bistouri.

Il reste dans le lobe droit un énorme kyste que l'on ponctionne au trocart et d'où s'écoule 375 grammes de liquide.

La séparation du goitre d'avec la couche thyroïdienne qui le recouvre, est alors plus facile : trois ligatures au catgut suffisent pour l'hémostase du tissu thyroïdien morcelé; deux autres ligatures au catgut sur les vaisseaux voisins.

La trachée apparaît rectiligne, non déplacée, mais aplatie d'avant en arrière en couteau à papier; par suite de l'affaissement de sa paroi antérieure, le calibre peut être réduit à 3 ou 4 millimètres quand on pince la trachée entre deux doigts. Pas de ramollissement des anneaux cartilagineux. L'aplatissement s'étend du cricoïde à la fourchette sternale. Pas de lobe goitreux plongeant.

Trois pinces hémostatiques sont laissées sur les thyroïdiennes supérieures gauches. Mèche de gaze iodoformée faible; suture lâche. La tumeur enlevée est de 900 grammes, plus 375 grammes de liquide hématique; elle est formée de deux gros kystes à parois fibreuses, épaisses de 2 à 3 millimètres et plus; entre les deux, on trouve trois ou quatre kystes hématiques du volume d'une noix, saillants au niveau du lobe médian.

Le kyste gauche était inclus sur les deux tiers antérieurs de sa surface par une couche de tissu thyroïdien de 3 à 4 millimètres; il était peu fluctuant, et comme le lobe gauche avait un pédicule restreint, une thyroïdectomie avait paru plus simple de ce côté qu'une énucléation massive. A droite, après ponction préalable, la décortication fut des plus faciles.

Pendant les jours suivants, le pansement est souillé par beaucoup de liquide séro sanguinolent et sans qu'il y ait d'autre trace d'infection; la température se maintient entre 38°8 et 38 degrés.

Guérison sans incident. La malade quitte le service le 23 mai. La guérison s'est maintenue depuis; la malade écrit en 1896 que le volume de son cou a encore diminué.

OBSERVATION XVI (Th. de M. Daurand).

Kyste thyroïdien.

Elisa M...., trente et un ans, pelotonneuse, entrée à Sainte-Anne le 14 juin 1894.

Malade entrée pour une petite tumeur liquide dans le lobe thyroïdien droit,

Rien d'intéressant dans les antécédents héréditaires ou personnels.

Début de l'affection actuelle il y a environ un an.

Elle vit se développer une petite tumeur sur le côté droit du cou. Elle resta plusieurs mois stationnaire et ce n'est que depuis trois mois que la tumeur a grossi. Jamais elle n'en a souffert, mais éprouve depuis trois mois un peu de gêne de la déglutition. Actuellement aucun trouble fonctionnel.

La tumeur qu'elle présente a le volume d'une noix située sur le trajet du sterno-cléido-mastoïdien droit et au-dessous de lui. Pendant la déglutition, elle s'élève notablement en suivant les mouvements du larynx et de la trachée; à l'état de repos, son bord inférieur atteint presque l'extrémité interne de la clavicule. Elle est tendue, rénitente, nettement fluctuante. Le lobe thyroïdien de ce côté ne paraît pas augmenter de volume. Pas de lobe médian ou plongeant appréciable.

Le lobe gauche est normal et n'a subi aucun changement de volume ni de consistance.

Opérée le 10 juin par M. le professeur Poncet. Incision sur la partie la plus saillante du kyste, parallèlement au bord interne du sterno-cléido-mastoïdien. Dénudation facile du kyste du volume d'une noix, et luxation au dehors.

A la ponction, issue d'une cuillerée à dessert de liquide citrin et de magma fibrineux ressemblant à de la pulpe de citron. Poche de 1 à 2 millimètres d'épaisseur, un peu molle, se déchirant facilement sous la traction des pinces.

Au voisinage, deux petits kystes charnus, du volume d'un pois à celui d'une petite noisette.

Sutures hémostatiques au catgut, de la plaie thyroïdienne. (Opération simple.)

Suture intra-dermique, guérison rapide et drainage.

OBSERVATION XVII (Th. de M. Bérard).

Goitre intéressant les trois lobes. — Enucléation massive du lobe médian qui comprimait la trachée. — Guérison.

Sidonie E..., trente-quatre ans, cultivatrice à Méantry (Jura), entrée à la clinique le 30 novembre 1895.

Goitre apparu après le premier accouchement dans une localité nouvellement habitée par la malade, où les goitreux sont nombreux : poussées à l'occasion de deux autres accouchements ; mais, depuis trois ans surtout, la tumeur a grossi beaucoup, au niveau du lobe médian, déterminant de la dysphonie, de l'oppression avec cornage. Un médecin consulté prescrivit le traitement ioduré, resté sans effet depuis deux ans.

Actuellement, la respiration est haletante, avec dyspnée, cornage et palpitation au moindre effort.

Les trois lobes thyroïdiens sont hypertrophiés, surtout le droit, sans veines dilatées à la surface. Fluctuation dans le lobe médian. La moindre pression sur la tumeur détermine une gêne respiratoire considérable.

Tour de cou = 43 centimètres, pas de symptômes basedowiens.

4 décembre 1895. — Opération.

Éthérisation sans incident malgré des mucosités très abondantes à la fin de l'anesthésie. Enucléation massive du lobe médian seul qui est surtout charnu, avec de petits kystes ; la poche qui reste est très mince et saigne peu. Suture hémostatique.

La trachée apparaît alors sur une hauteur de 5 centimètres

aplatie en lame de sabre par les lobes latéraux, mais non déviée.

La respiration se faisant dès lors facilement, on s'en tient à cette opération partielle.

Suture, petit drain. Suites simples.

OBSERVATION XVIII (Th. de M. Bérard).

Goitre kystique. — Enucléation massive. — Guérison.

Marie V..., vingt-huit ans, religieuse à Montbrison, entrée à la cinique le 16 décembre 1895.

Goitre datant de six ans, d'abord dans le lobe droit, ayant envahi ensuite le bobe médian A l'approche des règles, la tumeur semblait se gonfler, pour rétrocéder ensuite beaucoup pendant l'écoulement menstruel. Depuis six mois, accroissement rapide de la tumeur sans trouble fonctionnel persistant. De temps à autre, dyspnée et quintes de toux.

Tumeur volumineuse (tour de cou 42 centimètres), arrondie, développée surtout à droite, lisse, fluctuante, indolore.

Larynx et trachée fortement déviés vers la partie latérale gauche du cou, sans autre conséquence qu'un léger voile de la voix.

19 décembre. — Ethérisation.

Longue incision au point le plus saillant de la tumeur. On arrive sans incident, après ouverture de la capsule, sur un kyste à parois violacées, que M. Poncet ponctionne avec un gros trocart ; il s'en écoule 130 à 150 grammes de liquide noirâtre, chargé de paillettes de cholestérine. La décortication de la poche est facile sans hémorragie. Poche de 2 à 3 millimètres d'épaisseur, avec quelques points indurés chondroïdes.

Suture hémostatique de la capsule. Drain.

Immédiatement après l'ablation du kyste, la trachée reprend sa place. Guérison simple.

L'état de la malade en octobre 1896 est excellent ; plus de dyspnée, rétrocession de la glande hypertrophiée. Cicatrice peu visible.

Observation XIX (Th. de M. Bérard).

Goitre polykystique suffocant avec prolongement rétrosternal.
Enucléation massive. — Guérison.

Pauline M..., cinquante ans, de Saint-Martin-la-Plaine, entrée
à la clinique le 10 janvier 1896.

Goitre d'abord latéral gauche, remontant à vingt-six ans, quelques mois après un accouchement ; jusqu'à l'année dernière, il n'a
pas dépassé le volume d'une noix et n'a déterminé aucun trouble
fonctionnel. Depuis cette époque, accroissement rapide avec
envahissement rapide du lobe droit et apparition de troubles respiratoires.

Actuellement, hypertrophie thyroïdienne massive, ayant conservé la forme générale de la glande, avec prolongement rétrosternal probable. Consistance dure partout, sans point fluctuant.
La tumeur, fortement bridée par les plans superficiels, mais non
adhérente, est peu mobile.

Le larynx et la trachée sont fortement déviés à gauche par la
masse droite du volume d'une orange, la partie gauche de la
tumeur étant repoussée au niveau de la trachée. Vaisseaux
refoulés, non englobés ; pas de ganglions.

Dyspnée au moindre effort, avec cornage, troublant depuis
quelques jours le sommeil. Toux rare. Voix un peu voilée.

Au laryngoscope, larynx fortement dévié à gauche, avec dépla-
cement en masse, mais non paralysie vraie des cordes. Muqueuse
congestionnée cependant jusque sur les replis aryépiglottiques.

11 janvier 1896. — Opération. (Ethérisation.)

M. Poncet pratique une grande incision cruciale médiane :
muscles étalés en plans multiples, au-dessous desquels il est assez
difficile de trouver la capsule vraie et le plan de clivage. Celui-ci
délimité, après incision de la capsule, luxation d'une masse hypertrophiée du volume du poing, constituée par plusieurs kystes
noyés dans une faible épaisseur de parenchyme et s'engageant à

une profondeur de 7 à 8 millimètres au-dessous de la fourchette sternale; l'enveloppe de tissu thyroïdien a une épaisseur de 3 à 4 millimètres. Quelques ligatures à la face interne de la capsule, puis suture hémostatique. Mickulicz en arrière du sternum. Deux pinces hémostatiques à demeure.

Suture partielle des téguments.

Pinces enlevées le 13 janvier, le Mickulicz le 17.

Dès que la tumeur avait été luxée derrière le sternum, la respiration était devenue très facile.

Guérison simple.

La cavité rétrosternale se comble rapidement.

La malade part le 5 février 1896.

La guérison s'est maintenue parfaite; en octobre 1896 la malade constatait à cette époque que le tour du cou avait encore diminué depuis l'opération.

Observation XX (Thèse de M. Bérard).

Énorme goitre polykystique du lobe latéral gauche. —
Énucléation massive.

Delphine P..., âgée de soixante-quinze ans, entre à la clinique de M. Poncet le 25 janvier 1896.

Goitre datant de trente ans, accru progressivement avec une poussée nette dans son développement depuis six mois.

Depuis plusieurs années, voix rauque, dyspnée sans accès de suffocation.

A l'entrée dans le service, le côté gauche du cou est très déformé par une tumeur énorme, arrondie, fluctuante. Circonférence du cou au point le plus saillant : 55 centimètres. La tumeur s'étend du bord inférieur du maxillaire jusqu'à la clavicule et au sternum, refoulant en dehors et en arrière le sterno-mastoïdien et la carotide. Larynx et trachée déviés à droite.

Les veines sous-cutanées sont très développées. Pas d'adhérence de la tumeur à la peau, un peu de cornage; rien au poumon. Bon état général.

29 janvier. — Anesthésie à l'éther. Incision cruciale sur la tumeur que l'on ponctionne ; mais le liquide s'écoule difficilement par le trocart qui est pourtant d'un fort calibre. On fait donc une incision de la poche, qui s'affaisse aussitôt après avoir laissé échapper une grande quantité de liquide séreux et colloïde. Décortication de la paroi de la poche sans hémorragie sérieuse. Extirpation de cette paroi.

Le tissu thyroïdien accolé à la capsule qui formait enveloppe est suturé en bourse et le fond de la poche qu'il forme est ramené en avant et faufilé dans le surjet pour supprimer toute cavité. Quelques ligatures profondes.

Drainage à la Mickulicz. Suture de la peau au-dessus.

1er février. — Le lendemain de l'opération, la température est montée à 40 degrés, mais sans délire et sans souffrance, « fièvre thyroïdienne ». L'oppression et la gêne respiratoires ont disparu. Quelques quintes de toux seulement.

La température tombe à la normale le huitième jour. Cicatrisation sans incident.

15 février. — La malade quitte l'hôpital en excellente voie de guérison; il n'y a qu'un petit orifice peu suintant au niveau du Mickulicz; des débris de capsule sphacélés ont été éliminés par là.

Au mois d'octobre 1896, nous avons eu des nouvelles de l'opérée; la guérison est parfaite. Les troubles fonctionnels ont disparu.

OBSERVATION XXI (Thèse de M. Bérard).

Enorme goitre kystique uniloculaire développé dans le lobe latéral gauche. — Enucléation. — Hémorragie tardive. — Guérison.

Suzanne B..., cinquante-deux ans, cuisinière, entrée à Sainte-Anne le 7 avril 1896.

Goitre endémique acquis vers l'âge de trente ans ; depuis, augmentation progressive, sans poussée. Depuis quelques années, essoufflement facile, voix un peu rauque. Gêne plus considérable dans le décubitus. Impossibilité de rester couchée sur le côté droit, comme si dans cette situation la tumeur comprimait la trachée ; à plusieurs reprises, la malade a eu dans les derniers mois des cauchemars et des réveils brusques avec sensation d'asphyxie.

Grosse tumeur lisse, fluctuante, donnant la sensation d'une seule poche kystique, développée surtout à gauche, mobile, sans lobe plongeant, refoulant les gros vaisseaux en dehors et la trachée à droite.

Circonférence maxima = 475 millimètres.

21 avril. — Opération sans anesthésie, la malade ayant demandé à n'être pas endormie. Incision peu longue. Ponction de la tumeur, liquide hématique avec caillots. Le tiers supéro-externe de la surface n'est plus recouvert de tissu thyroïdien ; le reste est décortiqué facilement. Suture hémostatique partielle et ligature du moignon thyroïdien.

L'extrémité inférieure de la poche plongeait dans le médiastin.

Cavité tamponnée avec de la gaze iodoformée modérément pour éviter la compression de la trachée ramollie et déformée.

Suintement sanguin pendant la soirée et la nuit suivante ; il faut faire sauter la suture cutanée. Caillots noirs au fond de la plaie et hémorragie en nappe du tissu thyroïdien insuffisamment étreint par la ligature. Trois pinces hémostatiques sont placées sur les points qui saignent et laissées à demeure.

Un peu d'infection, cicatrisation lente. Guérison le 4 juin 1896.

La pièce est un vieux goitre kystique à parois crétacées par places ; presque partout transformations athéromateuses comme les vieux sacs anévrismaux. 180 grammes de liquide fortement hémorragiques avec vieux caillots et sels de chaux.

Revue en octobre 1896, excellent état général. Aucun trouble, malgré la réunion par seconde intention ; cicatrice cutanée peu visible et non disgracieuse. Tour de cou = 40 centimètres.

OBSERVATION XXII (Thèse de M. Bérard).

Goitre polykystique. — Enucléation intraglandulaire.
Guérison.

Marie C..., vingt-trois ans, institutrice, Charlieu (Loire), entrée à la clinique le 9 avril 1896.

Apparition du goitre à l'âge de quatorze ans; augmentation de volume notable depuis une opération de fissure à l'anus sans anesthésie, en 1895, au cours de laquelle la malade a beaucoup crié.

Goitre du volume d'un œuf intéressant surtout le lobe droit et semblant plonger un peu derrière l'articulation sterno-claviculaire. Consistance : rénitente sans fluctuation.

Pas de trouble fonctionnel autre qu'une légère dyspnée d'effort, pas d'adhérence aux parties voisines ni de déviations laryngo-trachéales.

Le 14 avril, anesthésie à l'éther, strumectomie sans incidents opératoires. On tombe sur une masse polykystique développée dans les culs-de-sac glandulaires superficiels du lobe droit; le kyste principal, du volume d'un œuf de pigeon, a des parois de 1 à 3 millimètres, avec un contenu séreux et quelques fongosités. Le plan de clivage a été assez difficile à déterminer, les deux tiers supérieurs du kyste n'étant recouverts d'aucun tissu thyroïdien. Les autres petits kystes sont énucléés facilement par la même ouverture de la capsule.

Suture hémostatique, suture intradermique. Drain.

Guérison rapide; drain enlevé le troisième jour.

Malgré l'absence d'inflammation, la température monte le soir de l'opération à 40 degrés pour se maintenir entre 38 et 39 degrés les cinq jours suivants.

La malade quitte le service le 13 mai avec une cicatrice très apparente; elle a repris son service d'institutrice au mois d'octobre, ne ressentant plus aucune gêne; cicatrice peu visible. Guérison maintenue en octobre 1896.

Observation XXIII (Th. de M. Daurand).

Goitre polykystique. — Médication thyroïdienne. — Ablation.

Claudine G..., trente et un ans, domestique, entre à Sainte-Anne le 8 mai 1896.

Rien dans les antécédents héréditaires ou personnels.

Quelques goitres dans le pays où on s'alimente avec de l'eau de citerne.

Début de la tumeur il y a dix ans ; augmentation progressive sans poussées.

Traitement à l'iodure, à la liqueur de Fowler, pommade iodée depuis plusieurs années n'a amené aucune régression de la tumeur.

Peu de troubles fonctionnels ; voix seulement enrouée, non goitreuse. Un peu d'oppression et quelques palpitations après les marches forcées.

La tumeur est oblique dans le sens du lobe thyroïdien droit, déplacée avec le larynx dans la déglutition.

Trachée aplatie et assez fortement déplacée à gauche, paquet vasculo-nerveux rejeté sous l'oreille droite.

Tumeur rénitente avec points kystiques pourtant sans fluctuation étendue. Pas de battement ; volume d'une grosse poire. État général bon ; état intellectuel normal.

14 mai. — Médication thyroïdienne; deux pastilles par jour, pas de régression de la tumeur, mais ascension de la température à 38°5, 39° et 39°5, pendant toute la durée de l'absorption thyroïdienne.

6 juin. — Anesthésie à l'éther. Incision longitudinale cervicale qui conduit sur le peaussier et les muscles tendus en bride devant la tumeur peu atrophiée.

La tumeur dénudée, M. Poncet tente de la ponctionner; pas de liquide. Suintement sanguin peu considérable au niveau de la ponction du trocart.

Incision accessoire de 2 centimètres branchée sur l'incision principale vers son milieu et perpendiculairement à elle du côté droit.

Le goitre est alors traité comme une tumeur solide : décortication sur les parties, d'ailleurs très limitées, de la surface qui sont encapsulées ; heureusement, la tumeur dans son développement s'est en partie énucléée du corps thyroïde. Par décollement combiné à quelques sections celluleuses et terminées enfin par séparation au ciseau, de tissus sains au niveau de l'isthme, la tumeur est enlevée, ayant à sa face profonde quelques débris thyroïdiens peu malades.

On ne voit ni les artères ni le récurrent, et dans les ligatures isolées et hémostatiques pratiquées ensuite, il ne semble pas qu'il y ait de tronc vasculaire considérable.

Les vaisseaux carotides et jugulaires internes, sans augmentation notable de volume, se trouvaient repoussés en arrière et un peu en dehors. La trachée, un peu aplatie et ramollie sur le côté droit, avait été refoulée à gauche. Suture hémostatique. Drain.

Suture intradermique réunissant les lèvres des deux incisions.

La tumeur est un goitre en voie d'évolution vers la transformation aréolaire.

Au premier pansement, on note une suppuration autour du drain ; la plaie cutanée est réunie dans les trois quarts supérieurs de l'incision ; pas de cicatrice apparente dans la partie visible du cou.

Cette légère complication a retardé de trois semaines la cicatrisation complète.

OBSERVATION XXIV (Th. de M. Daurand).

*Goitre kystique du lobe médian. — Énucléation
intraglandulaire.*

Marie B..., trente ans, ménagère, entre à Sainte-Anne le 18 mai 1896.

Sa mère aurait eu après ses couches une grosseur au cou qui aurait disparu par un traitement interne.

Elle entre à l'hôpital pour un goitre dont elle serait porteuse depuis sa couche, ou plus exactement depuis la fin de son nourrissage. Depuis, la tumeur a grossi progressivement, avec poussées congestives au moment des règles, sans accidents graves toutefois.

Actuellement, elle a le volume d'une orange, est située sur la ligne médiane dans la moitié inférieure du cou.

Consistance rénitente : kyste probablement uniloculaire, à parois assez épaisses, non sillonnées de vaisseaux volumineux, sans battement ni souffle.

Voix normale, Oppression assez forte à l'effort, quelques palpitations.

Un peu d'exorbitisme depuis quelques mois, beaucoup de nervosisme sans autre signe de la maladie de Basedow.

23 mai. — La malade est opérée par M. Poncet. Anesthésie à l'éther (incision longitudinale médiane). Ponction du kyste : liquide hématique, puis franchement sanguin, venant de la face interne de la paroi. Pinces sur l'orifice et décortication menée assez rapidement. Hémorragies en nappe vite arrêtées par une suture intraglandulaire hémostatique. On ne pose qu'un fil à ligature sur une artériole ; suture intradermique. Drain.

Immédiatement après l'opération, la température monte à 40 degrés pour s'y maintenir un jour sans aucun phénomène pouvant faire croire à de l'infection. Puis, défervescence progressive; le septième jour seulement, température normale.

25 mai. — Au bout de quarante-huit heures, le drain est enlevé ; pas de trace d'inflammation autour de la plaie.

Le septième jour, nouveau pansement. La réunion est parfaite; le fil de la suture intradermique est retiré sans effort et la cicatrice est déjà à peine visible à ce niveau.

Observation XXV (Th. de M. Bérard).

Gros goitre kystique du lobe gauche. — Enucléation massive.

Marie D..., quarante-huit ans, de Caluire. Salle Sainte-Anne n° 1. Goitre depuis vingt-cinq ans sans aucun trouble fonctionnel. Traitement médical prolongé inutile (iodure, etc.). Tour de cou, 40 centimètres.

Paquet vasculo-nerveux gauche refoulé sous l'oreille, le larynx et la trachée sous l'angle droit du maxillaire inférieur, les vaisseaux droits sous la mastoïde droite. Grosse carotide droite sans signe d'anévrisme. Pas d'augmentation de volume des veines cutanées.

21 mai 1896. — Opération par M. Poncet. Incision des plans superficiels très atrophiés, la tumeur découverte est dénudée sur sa face antérieure, ponction qui donne 500 grammes de liquide brunâtre, trouble, avec paillettes brillantes en suspension. Décortication facile de la poche kystique à parois peu épaisses, fibreuses ; une mince couche de tissu adhérent à la capsule et très vasculaire donne un peu de sang.

Suture hémostatique intraglandulaire continue. Suture intradermique à la soie fine avec plombs d'arrêt.

Drain à l'angle inférieur de la plaie, peu de suintement, drain supprimé au bout de quarante-huit heures.

Au bout de huit jours réunion par première intention ; le fil un peu adhérent au tissu ne peut être retiré. On l'abandonne dans la plaie. La cicatrice est invisible à 2 mètres ; seul l'ancien orifice du drain reste un peu fistuleux et donne un léger suintement louche ; pas de pus.

La température pendant la semaine qui a suivi l'intervention a oscillé entre 37°5 et 38°5. Guérison maintenue depuis.

Observation XXVI (thèse de M. Daurand).

Goitre kystique.

Mathilde C..., vingt ans, cultivatrice. Entre à Sainte-Anne, le 24 mai 1896.

Une sœur a eu un goitre volumineux qui aurait disparu à la suite de frictions. Habite une région goitrigène. Début de l'affection actuelle il y a dix ans, marche très lente pendant huit ans; il y a deux ans, la tumeur a brusquement augmenté, puis nouvelle hypertrophie progressive et lente.

Bon état général, pas d'exophtalmie ni de tremblement, pas de nervosisme.

Goitre kystique siégeant sur la ligne médiane, plongeant peut-être un peu en arrière. Pas de veines superficielles. Larynx non déplacé. Trachée déviée à gauche.

Depuis plusieurs années, voix sourde mais non rauque, pas de dyspnée. Cependant, palpitations faciles essoufflement à l'effort.

Physionomie ouverte plutôt intelligente. Tour de cou = 41 centimètres.

28 mai. — La malade est opérée par M. Poncet.

Incision longitudinale longue. Muscles un peu adhérents, peu atrophiés au-devant de la tumeur. Est dénudée, vidée d'abord par un trocart, puis par une longue incisision, d'un liquide noirâtre chocolat, tenant en suspension des caillots volumineux.

Enucléation désormais facile, sans hémorragie notable. La tumeur plongeait en arrière du sternum sur la ligne médiane. La trachée est revenue à la position normale, mais la face droite au niveau de la tumeur est assez nettement ramollie.

Un peu de tirage au début de l'opération qui disparaît dès que le kyste est vidé.

Suture hémostatique intraglandulaire. Suture intradermique complétée par un petit surjet cutané.

Drain au point déclive.

Suites immédiates excellentes. Écoulement assez considérable de sérosité hématique durant quinze jours. Il se forme un petit hématome qui retarde un peu la cicatrisation. Néamoins celle-ci s'effectue au bout de trois semaines. La cicatrice est peu apparente.

OBSERVATION XXVII (thèse de M. Daurand)

Goitre charnu.

Marie S..., trente-huit ans, religieuse. Entre à Sainte-Anne, le 4 juin 1896.

Sa mère aurait eu un goitre peu volumineux. Habite région goitrigène.

A l'âge de dix ans, la malade aurait subi un traitement pour un petit goitre qui rétrocéda d'abord, puis réapparut il y a quatorze ans. Accroissement progressif par poussées brusques. Depuis sept à huit ans, palpitations faciles et dyspnée d'effort.

Actuellement, tumeur médiane du volume d'une mandarine, de consistance rénitente, mais avec une dureté un peu inégale, connexion large avec le reste de la glande dans la profondeur.

Pas de refoulement des vaisseaux en dehors. Pas de signe de sténose trachéale, pourtant voix pâteuse.

9 juin. — La malade est opérée par M. Poncet.

Incision médiane longitudinale sur la tumeur.

Les muscles sous-hyoïdiens incisés, on arrive sur une capsule très vasculaire, laissant voir à travers elle, une couche de tissu thyroïdien normal encadrant la tumeur.

Pour se donner du jour et luxer facilement celle-ci, large débridement horizontal.

La plaque de tissu thyroïdien incisée, le goitre est assez facile à énucléer.

Suture hémostatique intraglandulaire; on lie pourtant quatre ou cinq grosses veines superficielles ou profondes.

Drain à l'angle inférieur.

Suture intradermique assez laborieuse, deux fils croisés.
Bon résultat esthétique.

OBSERVATION XXVIII (Collection de M. Poncet).

Strumite datant de quatre mois. — Enucléation massive.

Philippe M.. , vingt-trois ans, né à Saint-Priest (Isère).

Père bien portant, mère goitreuse, deux frères porteurs de
goitre depuis l'âge de douze ans.

Pas de grave maladie antérieure. A l'âge de douze ans, le
malade a vu débuter sur lui-même, une hypertrophie progressive
de la région antérieure du cou. Cette hypertrophie goitreuse
d'abord mal délimitée, s'accentua plus particulièrement pour le
lobe droit d'abord, puis pour le lobe gauche. Sous l'influence d'un
traitement iodo-ioduré, l'hypertrophie du lobe gauche diminua
sensiblement.

Il y a un mois et demi, à la suite d'un refroidissement, le lobe
droit prit un accroissement rapide accompagné de douleurs vives
et de rougeur marquées.

Une ouverture pratiquée au bistouri donna issue à une notable
quantité de pus. Enfin, il y a un mois, le goitre, au milieu de
phénomènes douloureux, s'ulcéra en un point, et l'ouverture ainsi
formée, donna issue à des bourgeons exubérants, peu douloureux
au toucher ou spontanément, saignant difficilement.

Actuellement, le malade présente un corps thyroïde inégalement
hypertrophié. Le lobe droit, très développé, fait à la région antéro-
latérale du cou une saillie globuleuse, s'étendant en dedans jusqu'au niveau de la ligne médiane, en dehors jusqu'au bord antérieur du sterno-cléido-mastoïdien, empiétant légèrement en haut
sur la région sus-hyoïdienne, et s'étendant en bas jusqu'à 2 et
3 centimètres de la clavicule.

Cette masse indolore à la pression suit les mouvements du
larynx auquel elle semble entièrement adhérer. A son niveau, la

peau est rouge, distendue, rappelant légèrement celle d'un abcès chaud.

Enfin, à la partie la plus élevée de ce même lobe droit, une ulcération étroite, allongée sur une longueur d'environ 1 centimètre et demi, livre passage à des bourgeons encore peu développés, assez déchiquetés, jaunâtres, indolores, à sécrétion continue et incolore.

Le lobe gauche, beaucoup moins développé, nettement délimité en bas, présente ailleurs des limites moins bien marquées.

Rien sur la ligne médiane.

Petits ganglions dans les régions sus-claviculaires. Adénopahties peu marquées des régions sous-maxillaires.

État général satisfaisant.

20 juillet. — Opération.

M. Villard, après éthérisation, pratique l'énucléation massive du noyau thyroïdien droit ; tout autour, adhérences très serrées, dues à l'ancienne inflammation, dissection difficile, hémorragie moyenne. Suture hémostatique ordinaire. 7 à 8 pinces à demeure. Pas de suffocation. Tamponnement à la gaze iodoformée. Pas de réunion.

Le soir, 37°6.

La tumeur est formée par un kyste dans lequel est une masse d'apparence caséeuse. Plaque épaisse de tissu thyroïdien serré dans des travées fibreuses délimitant des logettes

20 août. — Sort à peu près guéri.

La plaie bourgeonne bien et se ferme rapidement.

OBSERVATION XXIX (Collection de M. Poncet).

Gros kyste fongueux enflammé, suppuré du lobe latéral droit de la thyroïde. — Ablation.

Félicie G..., quarante-six ans, ménagère à Annonay.

La malade entre à la clinique pour une tumeur du corps thyroïde.

Père opéré il y a un an à l'Hôtel-Dieu, pour un épithélioma de la joue ; une sœur bien portante, trois enfants en bonne santé, un enfant mort-né.

Antécédents personnels : réglée à seize ans, toujours régulièrement. Ménopause à quarante-quatre ans. Nous ne trouvons qu'une rougeole dans ses antécédents pathologiques.

La tumeur dont elle est porteuse actuellement a débuté il y a sept ou huit ans. Grosse tout d'abord comme une petite noix, elle n'a pas tardé à s'accroître. Comme, d'autre part, cette tumeur la faisait souffrir et comme elle avait quelques phénomènes oculaires (sensation de mouche volant devant les yeux), la malade se décida à venir se faire soigner à la clinique.

Actuellement, nous voyons dans la région cervicale antérieure une tumeur du volume d'une grosse orange, tumeur bosselée et asymétrique : elle envoie en effet un prolongement du côté droit. La palpation est douloureuse ; elle est de consistance dure, toutefois légèrement rénitente. On voit que la tumeur suit l'ascension du larynx pendant les mouvements de la déglutition. La peau est mobile sur la tumeur, d'autre part, celle-ci prise en masse, se laisse mouvoir facilement dans le sens transversal, beaucoup plus difficilement dans le sens vertical. Pas de prolongement dans le creux sous-claviculaire. On peut sentir battre la carotide en arrière de la tumeur. Enfin on ne voit pas de lacis veineux sur la surface de la tumeur ; la voix n'est pas rauque, elle est normale.

La malade a considérablement maigri depuis quatre mois, son état général est moins bon ; elle perd ses forces. De plus, elle-même nous le dit, sa tumeur est moins mobile qu'auparavant. Elle est même beaucoup plus douloureuse depuis quatre mois ; à la palpation, la région est chaude et douloureuse, c'est un goitre en train de subir des modifications pathologiques.

Troubles oculaires signalés plus haut.

Bouffées de chaleur venant lui congestionner la face.

Pas de tachycardie. Pas d'exophtalmie. Pupilles normales.

Ganglion sus-claviculaire.

Température = 37 degrés le matin, 38 degrés le soir.

24 juillet. — Éthérisation. Adhérences intimes, étendues de la poche vers les muscles ; section avec le bistouri, les ciseaux, et énucléation massive.

Le récurent droit a été très probablement coupé. Mucosités abondantes, asphyxie progressive, la respiration s'embarrasse de plus en plus, traction de la langue, écouvillonnage de l'arrière-gorge. Le pouls qu'on voit presque disparaître se relève. Rétablissement progressif de la respiration. Trachée légèrement déformée à l'ablation de la tumeur. Pas d'accidents immédiats opératoires. Hémostase par ligatures et sutures hémostatiques.

Le soir, la malade va bien malgré quelques douleurs lancinantes au cou.

La respiration est un peu haletante, la voix tout à fait éteinte.

25 juillet. — Amélioration de l'état général, la respiration est plus facile, dysphasie légère, voix bitonale.

27 juillet. — La température est un peu élevée, mais excellent état général.

On refait le pansement superficiel, léger suintement citrin.

7 août. — Malgré une suppuration très légère, la plaie opératoire va très bien. La voix est forte mais bitonale.

14 août. — La malade va très bien et quitte l'hôpital, on examine la malade au laryngoscope.

La corde vocale droite est paralysée, la corde vocale gauche franchit la ligne médiane dans les grands efforts d'adduction.

L'arythénoïde droit, gros et rouge est projeté au-dessus de la glotte.

25 août. — La malade revient très amaigrie, mauvais facies. Elle présente à la partie inférieure de la cicatrice une masse de la grosseur d'un petit œuf qui est déjà adhérente à la peau qui est ulcérée sur une surface large comme une pièce de 50 centimes.

Suintement sanguinolent. Cette masse envoie un prolongement à droite qui file le long du sterno-cléido-mastoïdien et remonte jusqu'au niveau de l'os thyroïde.

Masse dure, bosselée, occupant toute la région carotidienne droite.

Observation XXX (Collection de M. Poncet).

Goitre bilatéral. — Énucléation intraglandulaire
après éventration de chaque lobe latéral.

Philomène D..., Saint-Julien-Chaptenil (Haute-Loire).

Antécédents héréditaires : Père mort de vieillesse à quatre-vingt-deux ans, sa mère, bien portante, a un goitre bien volumineux qui ne la gêne pas ; quatre frères bien portants, non goitreux ; une sœur, âgée de vingt-trois ans, a un goitre peu volumineux. Il existe des goitres à l'état endémique dans le pays, mais en petit nombre, deux à trois par village environ.

Antécédents personnels : Petite vérole à l'âge de neuf ans, pas d'autres maladies graves antérieures ; la malade déclare avoir été faible jusqu'à l'âge de dix-huit ans, elle ne toussait pas.

Les règles survinrent à dix-sept ans et depuis lors furent assez régulières. Il y a cinq ans, hémorragie nasale grave à la suite d'une émotion.

Début de l'affection actuelle. La malade a commencé à s'apercevoir de son goitre à l'âge de huit ans ; il était tout petit et siégeait dans le lobe droit. La tumeur a augmenté petit à petit, à l'âge de seize ans, la malade consulte un médecin qui lui fait faire des badigeonnages de teinture d'iode et des applications probablement iodurées.

Depuis un an, la tumeur a augmenté beaucoup plus qu'auparavant sans que la malade puisse en donner l'explication ; le goitre ne provoque pas de dyspnée.

Examen local.

Il s'agit d'un goitre assez volumineux du volume d'une petite orange environ, suivant les mouvements de la déglution ; à la vue on constate que les deux lobes sont pris ; un sillon de séparation existe entre les deux tumeurs. L'hypertrophie du lobe droit est plus considérable que du côté gauche; pas de circulation complémentaire ni de modification de volume coïncidant avec le pouls.

Au toucher, on constate que les deux tumeurs sont nettement isolées sur la ligne médiane; la tumeur droite est irrégulière et semble constituer une poche avec des masses glandulaires; en avant existe de la fluctuation profonde à ce niveau.

Du côté gauche la tumeur paraît également constituée par une seule poche, mais la sensation de fluctuation est moins nette que de l'autre côté.

Pas de tremblements des doigts, pas de signes oculaires d'exophtalmisme, les pupilles sont également dilatées et la musculature externe est indemne.

Pouls régulier : 76".

La malade est fréquemment sujette aux migraines à prédominance occipitale.

Le tour du cou au point culminant mesure 40 centimètres.

Urines : ni sucre ni albumine.

10 novembre. — Opération.

Enucléation massive du lobe droit, section sur large pince du pédicule.

Sutures hémostatiques.

A gauche, éventration du lobe qui est charnu comme le lobe droit et semé de petits nodules solides facilement énucléés.

Capitonnage de la coque par plusieurs sutures hémostatiques qui arrêtent complètement tout suintement sanguin, deux pinces hémostatiques sont laissées à demeure sur un petit pédicule vasculaire, au contact de la trachée à droite.

La trachée est un peu aplatie mais non ramollie. L'hypertrophie de chaque lobe latéral est essentiellement constituée par des masses nodulaires charnues plus ou moins hypertrophiques formant une masse comme une grenade énucléable. Nombreux vaisseaux interstitiels, d'où hémorragie veineuse en nappe avec abondance. Le réseau internodulaire est aussi développé que le réseau superficiel cupulaire d'où nécessité de sutures hémostatiques (ligature impossible).

Le drainage est effectué par une mèche de gaze iodoformée et les deux pinces laissées à demeure. Sutures métalliques de la peau.

Le soir, pas d'hémorragie, les pulsations immédiatement après l'opération se montent à 84", le soir à 96", douleur au moment de la déglutition qui n'existait pas avant l'opération.

Température soir =38°.

11 novembre. — Température = 39 degrés, Pouls = 134. Dysphagie très grande, les pupilles sont très légèrement contractées, la malade ne se plaint que de la dysphagie.

12 novembre. — Température très élevée = 39°8, Pouls = 128. La dysphagie est moins forte, les pupilles sont toujours un peu contractées. On enlève les pinces hémostatiques ; il n'y a pas eu depuis l'opération de suintement sanguin.

13 novembre. —Température très élevée = 40°2, pouls =130 ; on constate toujours dysphagie et raucité de la voix. Urine de dépôt abondant blanchâtre, disque épais d'albumine.

15 novembre. — La température qui était tombée à 38°5 remonte ce soir à 39°2. Le pouls est à 04.

L'état général est très bon. Persistance de la dysphagie et de la raucité de la voix. Les pupilles réagissent bien à la lumière.

Urines recueillies : 500 grammes. Une notable partie n'a pu être recueillie ; elles présentent un dépôt abondant.

17 novembre. — Premier pansement. La mèche enlevée, il s'écoule une assez grande quantité d'un liquide jaune noirâtre, d'odeur désagréable. La dysphagie a disparu ainsi que la raucité de la voix.

20 novembre. — Persistance du liquide jaunâtre qui s'écoule par la plaie.

8 décembre —·La malade quitte le service, il ne subsiste qu'un léger orifice à la partie inférieure laissant suinter un peu de liquide séreux. Etat général excellent.

Observation XXXI (Collection de M. Poncet).

Goitre médian. — Enucléation.

Marie C.., trente-huit ans, bouchère, entrée le 8 novembre 1897, sortie le 2 décembre 1897.

Antécédents héréditaires. — Mère morte cardiaque, père bien portant, une sœur bien portante.

Antécédents personnels. — Scarlatine à neuf ans, fièvre cérébrale à dix-neuf ans ayant duré un an.

Réglée à quinze ans, depuis lors règles régulières.

A la suite de cette dernière maladie, la malade devient anémique et ne voit pas ses règles pendant cinq mois.

Mariée à vingt ans et demi, fausse-couche au bout de cinq mois de mariage; après, la malade eut de la fièvre pendant huit jours, sans perte fétide.

A l'âge de vingt-deux ans, trois coliques hépatiques en deux mois. Les crises disparurent, pour revenir à l'âge de trente-quatre ans; à ce moment, la malade eut une crise unique qui dura quatre jours. Depuis lors, la malade va à Vichy tous les ans, et les crises n'ont pas reparu.

Cette année, la malade eut un accès de goutte qui a duré huit jours et s'est manifesté surtout au gros orteil droit.

Début de l'affection actuelle.

Il y a huit ans, la malade aperçut une petite grosseur indolore dans la région thyroïdienne du côté droit.

L'augmentation fut progressive. Depuis trois mois, l'augmentation a été plus brusque, la malade eut à ce moment de vives préoccupations. Depuis le printemps dernier, la malade a parfois, surtout la nuit, un peu d'oppression par accès avec quintes de toux; depuis deux mois, l'oppression survient à la suite d'un effort, la montée d'un escalier par exemple.

La malade est nerveuse depuis son mariage; elle a pris, à la suite de contrariétés, une dizaine de crises complètes, avec perte de connaissance et mouvements désordonnés sans morsures de la langue; elle avait déjà eu des convulsions au berceau, mais dans l'adolescence elle n'en a jamais eu.

Actuellement, on constate une tumeur du corps thyroïde; elle suit nettement les mouvements de la déglutition. Elle est constituée par une poche très mobile de surface très régulièrement polie, sans aspérité glandulaire.

La fluctuation est peu nette. Les lobes gauche et droit sont très peu hypertrophiés; pas de ganglion de voisinage, pas de modification circulatoire au niveau du goitre.

La trachée ne paraît pas ramollie, elle est légèrement déviée à gauche.

Un peu de tremblement des doigts, tremblement des paupières, réflexe pharyngien conservé.

Il existe parfois un point douloureux sur le vertex; point ovarique du côté gauche assez net, pas de point mammaire,

Yeux. Pupilles contractées uniformément, réagissant peu à la lumière; le regard est brillant, sans exophtalmie, pas de paralysie ni d'affaiblissement oculaires

Pouls petit, régulier, rapide, 112 à la minute.

Urines, ni sucre ni albumine.

10 novembre 1897. — Opération. Il s'agit d'un goitre charnu intéressant surtout le lobe gauche et l'isthme. La tumeur arrondie, du volume d'une grosse noix et assez facile à décortiquer dans ses trois quarts internes. Très adhérente en dehors au lobe latéral droit, elle en est séparée par un coup de ciseau sortant en plein tissu thyroïdien; d'où sutures hémostatiques de la tranche, ce kyste appartient à l'isthme. On pratique l'énucléation de la tumeur, les sutures hémostatiques arrêtent tout le sang, on draine, la trachée est un peu aplatie. Pouls 104, puis 112; température 38°2. La malade souffre pour avaler, ce qu'elle n'avait pas avant.

Observation XXXII (collection de M. Poncet).

Gros goitre médian. — Enucléation intraglandulaire
sous-capsulaire.

Claudine G..., vingt et un ans, née à Quincieu (Rhône), entre à la Clinique le 17 janvier 1898.

Sa mère est morte à trente-neuf ans d'une péritonite.

Père bien portant.

Il n'y a pas de goitre dans la famille de la malade. Ils sont peu fréquents dans la région.

Le goitre a commencé à se développer à douze ans, mais ce n'est que depuis deux ou trois ans qu'il a beaucoup augmenté de volume.

Les troubles fonctionnels sont légers, la malade éprouve simplement de l'essoufflement lorsqu'elle marche un peu ou qu'elle monte les étages.

Actuellement, le goitre est volumineux; il forme une saillie ovoïde du volume de la tête d'un fœtus au-devant du cou. La palpation donne par endroit une sensation kystique, notamment du côté gauche ; ailleurs sensation rénitente.

Dans la déglutition, le goitre suit les mouvements du cartilage thyroïde. Les troubles fonctionnels sont légers. La déglutition n'est pas modifiée. La respiration n'est pas gênée habituellement, mais lorsqu'elle marche un peu vite ou qu'elle fait un effort. La malade n'est pas nerveuse, n'a jamais eu de palpitations. Les yeux ne sont pas saillants, les pupilles réagissent à la lumière, mais lentement. La voie est empâtée, nullement bitonale.

25 janvier 1898. — Ethérisation. Dès l'incision de la peau sur la ligne médiane, quelques menaces d'asphyxie; incision des plans musculaires, libération de la face antérieure de la tumeur; ponction. Issue d'un grand verre de liquide hématique couleur café; la poche se remplit ensuite rapidement de sang. Décortication assez

facile de cette grosse poche qui paraît s'être développée aux dépens du lobe médian. Une couche plus épaisse, moins discontinue de tissu thyroïdien recouvre le kyste qui est unique et cloisonné à son intérieur.

La tumeur enlevée, il reste une surface cruentée, thyroïdienne, qui exige trois ou quatre sutures hémostatiques. Pas d'incident, Hémostase facile. Drainage. Suture intradermique. Trachée aplatie avec ramollissement allant presque jusque sur la fourchette sternale.

Le soir de l'opération $\theta = 39°8$.

Les urines boueuses ont albumine, phosphates et nitrates en quantité.

Le lendemain de l'opération, $\theta = 39°8$; pouls à 140. Elle souffre d'une dysphagie assez vive; sa voie n'est pas modifiée; les pupilles réagissent mal; le soir, $\theta = 40°4$; pouls 150.

Le premier pansement n'a amené qu'un suintement séreux. La dysphagie n'a duré que deux jours. Elle n'a pas eu de dysphonie notable.

Le deuxième pansement a montré une suppuration à la suture, la réunion ne s'est maintenue qu'en partie.

Pansement tous les jours.

Actuellement, toute suppuration est tarie ou à peu près.

La cicatrisation se fait bien.

CONCLUSIONS

Nous avons vu souvent à l'Hôtel-Dieu M. Poncet recourir, pour arrêter le sang, dans les opérations les plus diverses, mais surtout dans les opérations sur la glande thyroïde, à la suture méthodiquement pratiquée.

C'est ce moyen précieux d'hémostase, qui chaque jour peut rendre les plus grands services, que nous avons étudié dans notre thèse. Il exige, hâtons-nous de le dire, comme conditions *sine qua non :* 1° une asepsie complète de la plaie opératoire ; 2° à un titre moins absolu mais non moins pratique pour M. Poncet, l'emploi de fils résorbables (c'est-à-dire de catgut).

Nous n'ignorons pas que des fils non résorbables se partagent encore la faveur du chirurgien pour les ligatures et les sutures perdues, mais nous savons également combien souvent, pouvant du reste s'infecter secondairement, ils entretiennent des abcès, des fistules interminables à l'abri desquels on ne peut sûrement se placer qu'avec des fils résorbables.

Nous avons décrit et figuré dans notre travail deux genres particuliers de sutures hémostatiques. L'un est le faufilage à points séparés réalisant la suture hémostatique typique, applicable aux longues solutions de continuité rectilignes et profondes et aux petites plaies cavitaires ;

l'autre est le surjet hémostatique, qui vise les surfaces sanglantes cavitaires ou autres, les tranches, les bords hémorragiques, etc., et qui a en outre pour avantage d'abolir les espaces morts anfractueux.

Toute intervention chirurgicale, à quelques réserves près, est susceptible de bénéficier de l'emploi des sutures que nous préconisons, et on ne saurait y recourir trop souvent dans les régions très vasculaires.

Dans la chirurgie viscérale et pour ce qui concerne l'abdomen en particulier, qu'il s'agisse du péritoine digestif ou du péritoine génital, les sutures hémostatiques perdues sont seules susceptibles d'assurer l'hémostase rigoureuse et définitive, si impérieusement nécessaire dans une cavité fermée.

Le chirurgien peut alors, sans arrière-pensée d'hémorragie interne, suturer les bords de la plaie abdominale. Pour M. Poncet, elles sont après beaucoup d'opérations péritonéales un complément nécessaire. C'est ainsi, par exemple, que quelles que soient les dimensions d'un pédicule vasculaire, il ne se contente plus de sa ligature en chaîne, mais qu'il ajoute à cette dernière la suture hémostatique de la tranche de section.

Si ce mode d'hémostase est d'une utilité incontestable dans la chirurgie viscérale et dans toute opération portant sur des tissus vasculaires d'une hémostase plus ou moins difficile avec les procédés ordinaires, il devient souvent indispensable dans les opérations sanglantes pratiquées pour goitre sur le corps thyroïde.

Ici, en effet, comme nous le faisait remarquer M. Poncet, la vascularité des tissus est parfois extrême, l'hémorragie est le fait de déchirures plus ou moins étendues des vaisseaux et particulièrement de veines plus ou moins volumineuses, et l'on éprouve les plus grandes difficultés à reconnaître le siège exact de l'hémorragie.

D'autre part, dans les énucléations partielles ou massives, le plan de clivage n'est pas toujours aisé à suivre et, dans ces manœuvres de décortication, les vaisseaux sont encore déchirés sur une étendue plus ou moins grande dans une plaie cavitaire profonde où il est particulièrement difficile de les saisir.

Les sutures hémostatiques perdues trouvent donc là, d'après M. Poncet, des indications de premier ordre ; elles permettent une hémostase rapide définitive ; elles mettent à l'abri des hémorragies secondaires qui sont loin d'être rares dans les heures qui suivent les opérations de goître.

Le fait est que, depuis leur emploi, M. Poncet n'a jamais vu d'hémorragie post-opératoire se produire.

En résumé, les sutures hémostatiques perdues que nous préconisons sont souvent des sutures de nécessité ; elles sont, dans tous les cas, un procédé hémostatique de choix dans la chirurgie viscérale et dans la chirurgie thyroïdienne, mais pour donner tout ce qu'on est en droit d'attendre de lui, c'est-à-dire une sécurité immédiate et définitive, il doit être exécuté suivant des règles précises et avec des fils résorbables de catgut.

BIBLIOGRAPHIE

P. Reclus, Des mesures propres à ménager le sang dans les opérations chirurgicales (th. d'agrég. en chirurgie, 1880).

Farabœuf, Médecine opératoire.

H.-L. Petit, Des moyens hémostatiques.

Boyer, Histoire de la chirurgie.

P. Carnot, Hémostase par la gélatine (Presse méd., 1897).

Boularan, Essai historique sur les sutures (thèse de Montpellier, 1879).

Patron, De la suture en général et de ses divers procédés (th. de Montpellier, 1895).

Dupuytren, Cliniques chirurgicales, t. V.

Duplay, Traité de chirurgie, t. II et III.

J.-L. Reverdin, De l'emploi des sutures perdues dans quelques opérations plastiques (Revue méd. de la Suisse Romande, 1888).

Pozzi, Communication à la Société de chirurgie, 1887. — Note sur la suture perdue et continue à étages superposés (Congrès de chirurgie, 1888). — Suture hémostatique du foie. Guérison. Idem (Traité de Gynécologie).

Daurand, Suture intradermique de Chassagnac (thèse de Lyon, 1896).

Bérard, Contribution à la chirurgie du goitre (thèse de Lyon, 1896).

Poncet, Indications et contre-indications des sutures (Province médicale, 1887).

JABOULAY et BRIAU, Suture artérielle (Lyon médic., 1896 et 1898).

RICHARD, Suture veineuse (Note au Congrès de chir., 1895).

TUFFIER, PÉAN, RECLUS, Chirurgie du poumon (Notes au Congrès de 1895).

DOYEN, Contusions de l'abdomen (Presse médicale, 1897).

SANDRAS, Contribution à l'étude de l'anatomie et de la chirurgie du pancréas (th. de Lyon, 1897).

A. BAS, Des kystes volumineux du pancréas (th. de Lyon, 1896).

HENRICIUS, Deux observations de kyste du pancréas (Semaine médicale, 1897).

DEFONTAINE, Revue générale de la chirurgie du foie (Archives provinciales de chirurgie, 1897).

TERRIER et POIRIER, Bulletins et Mémoires de la Société de chir. de Paris, 1897.

LAVAL, Contusions du foie (Gaz. des hôpit., 1897).

H. BRIN, Blessure du foie, guérison par suture (Presse médicale, 1898).

MANEGA, Blessure du foie, suture, guérison (Riforma med., 4 mai 1897).

JONNESCO, Douze cas de splénectomies (Communication au Congrès de Moscou, 1897).

VANVERTS, Revue générale sur la splénectomie (Gazette des hôpitaux, 1898).

TABLE DES FIGURES

TABLE DES MATIÈRES

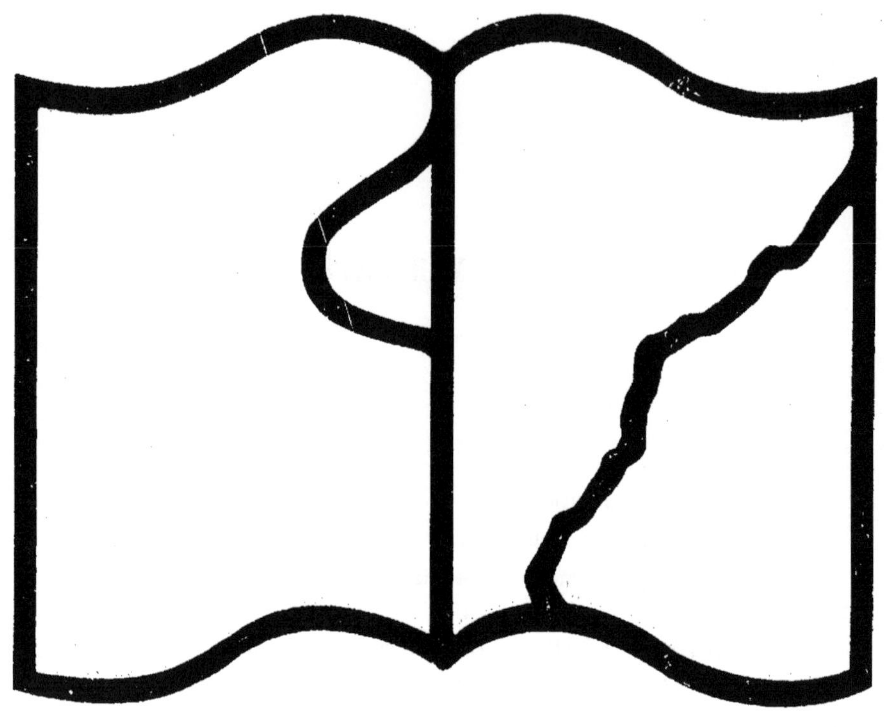

Texte détérioré — reliure défectueuse

NF Z 43-120-11

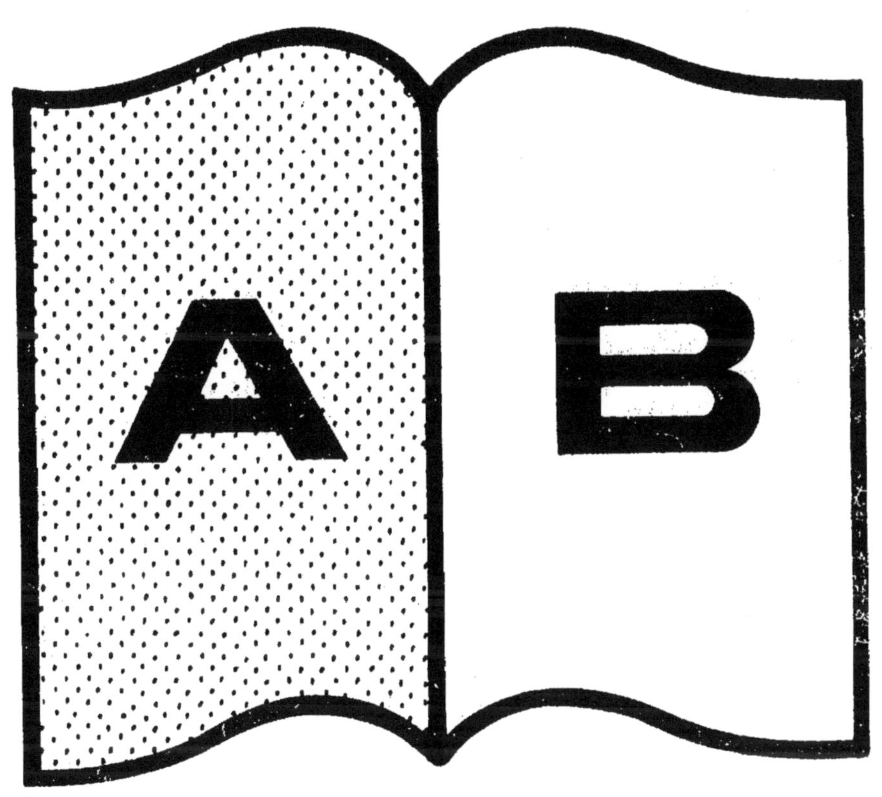

Contraste insuffisant

NF Z 43-120-14

9 782013 597227